中华医学健康科普工程

女性更年期保健新说

更年期和绝经对女性健康的影响

主 编 郁 琦 任慕兰

U0353859

中华医学电子音像出版社
CHINESE MEDICAL MULTIMEDIA PRESS
北 京

图书在版编目（CIP）数据

女性更年期保健新说. 更年期和绝经对女性健康的影响/郁琦，任慕兰主编. —北京：中华医学电子音像出版社，2020.5

ISBN 978－7－83005－301－7

Ⅰ.①女… Ⅱ.①郁… ②任… Ⅲ.①女性－更年期－保健－问题解答 Ⅳ.①R711. 75-44

中国版本图书馆 CIP 数据核字（2020）第 059770 号

女性更年期保健新说——更年期和绝经对女性健康的影响

NVXING GENGNIANQI BAOJIAN XINSHUO—GENGNIANQI HE JUEJING DUI
NVXING JIANKANG DE YINGXIANG

主　　编：郁　琦　任慕兰
策划编辑：史仲静
责任编辑：宫宇婷
校　　对：龚利霞
责任印刷：李振坤
出版发行：中华医学电子音像出版社
通信地址：北京市西城区东河沿街 69 号中华医学会 610 室
邮　　编：100052
E－mail：cma-cmc@cma. org. cn
购书热线：010-51322675
经　　销：新华书店
印　　刷：廊坊市团结印刷有限公司
开　　本：850mm×1168mm　1/32
印　　张：5. 75
字　　数：103 千字
版　　次：2020 年 5 月第 1 版　2020 年 5 月第 1 次印刷
定　　价：25. 00 元

编委会

主　编　郁　琦　任慕兰

副主编　陈　蓉　张淑兰　张绍芬

编　委（按姓氏笔画排序）

丁　岩　新疆医科大学第一附属医院

马　颖　中国医科大学附属盛京医院

王世宣　华中科技大学同济医学院附属同济医院

王惠兰　河北医科大学第二医院

史惠蓉　郑州大学第一附属医院

吕淑兰　西安交通大学医学院第一附属医院

任慕兰　东南大学

阮祥燕　首都医科大学附属北京妇产医院

阴春霞　长春市妇产医院

李佩玲　哈尔滨医科大学附属第二医院

杨　欣　北京大学人民医院

吴　洁　南京医科大学第一附属医院

张学红	兰州大学第一医院
张治芬	杭州市第一人民医院　杭州市妇产科医院
张绍芬	复旦大学附属妇产科医院
张雪玉	宁夏医科大学总医院
张淑兰	中国医科大学附属盛京医院
陈　蓉	北京协和医院
林　元	福建省妇幼保健院
郁　琦	北京协和医院
金敏娟	湖州市妇幼保健院
周红林	昆明医科大学第二附属医院
徐　苓	北京协和医院
徐克惠	四川大学华西第二医院
郭雪桃	山西医科大学第一医院
唐良莠	重庆医科大学附属第一医院
符书馨	中南大学湘雅二医院
惠　英	北京医院
舒宽勇	江西省妇幼保健院
谢梅青	中山大学孙逸仙纪念医院
雷小敏	三峡大学仁和医院
潘　伟	中华妇产科杂志
穆玉兰	山东省立医院

参编人员（按姓氏笔画排序）

王丽平　　东南大学

王欣艳　　中国医科大学附属盛京医院

邓卫平　　江西省妇幼保健院

白敬兰　　北京中医药大学东直门医院

包　蕾　　中国福利会国际和平妇幼保健院

乔　林　　四川大学华西第二医院

刘　洋　　昆明医科大学第二附属医院

刘晓燕　　东南大学附属中大医院

刘梅梅　　哈尔滨医科大学附属第二医院

江　娟　　武汉市第三医院

孙　艳　　福建省妇幼保健院

杜　鹃　　首都医科大学附属北京妇产医院

杨书红　　华中科技大学同济医学院附属同济医院

李　娜　　山东省立医院

李　涛　　山东省立医院

李　霞　　郑州大学第一附属医院

李秀琴　　中国医科大学附属盛京医院

张云霞　　东南大学附属中大医院

林　琳　　新疆医科大学第一附属医院

欧阳运薇　四川大学华西第二医院

罗　辰　　中南大学湘雅二医院

罗爱月　　华中科技大学同济医学院附属同济医院

周　扬　　西安交通大学医学院第一附属医院

姬萌霞　　北京协和医院

黄　坚　　杭州市第一人民医院　杭州市妇产科医院

曹　媛　　郑州大学第一附属医院

崔亚美　　首都医科大学附属北京妇产医院

董晓瑜　　河北省胸科医院

廖德华　　中山大学孙逸仙纪念医院

潘　景　　昆明医科大学第二附属医院

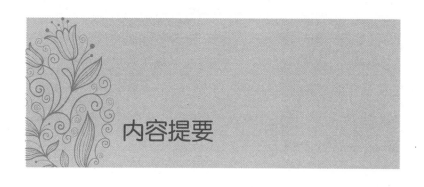

内容提要

"中华医学健康科普工程——女性更年期保健新说"系列丛书旨在为大众普及女性更年期和绝经的相关知识,解决大众的困惑和误解,包括《女性的生理和衰老的奥秘》《更年期和绝经对女性健康的影响》《给更年期和绝经后女性的健康建议》《更年期和绝经后女性的绝经激素治疗》。本套丛书由郁琦教授和任慕兰教授主编,骨干作者均为中华医学会妇产科学分会绝经学组成员。《更年期和绝经对女性健康的影响》一书对女性更年期和绝经带来的健康问题进行了梳理,选取其中最具代表性的问题,以问答的形式为读者提供科学的解答,主要内容包括更年期女性的生理变化对健康的影响、更年期对女性疾病谱的影响等。本套丛书编写视角新颖,科学性、权威性、实用性强,适合广大关心女性健康的读者阅读。

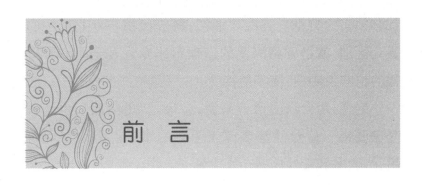

前言

通常人们把学术性较强的书籍称为"阳春白雪"的小众读物,乃因其阅读对象多为具有该专业领域一定学术水准的从业人士,其中的专业术语和机制探讨,即使同为科技工作者或在另一个专业已有很深造诣者,但只要是非本专业人士,读之往往也如云山雾罩,不明所以;与之相对应的,就是所谓的"下里巴人"了,这就是针对大众的科普读物,虽然从表面上看,这类读物并无高深的原理,但对于无法看懂"阳春白雪"的大众来说,却是不可或缺的。

对于科普读物,有 2 件事情至关重要。首先要准确,科学普及不是信口开河,这是因为科普读物针对的是不具备本专业知识、没有分辨正确与否能力的大众。对于专业读物,专业人士可以相互争鸣,进行学术探讨;但对于科普读物,准确性是其生命,每一个建议,每一项分析都必须言之有据。其次要通俗,科普读物与专业读物的最大区别,就是要将深奥的道理用非专业人士能够看得懂的语言说明白,使其能接受。

绝经,用大众的语言来说,应该是"更年期",也是一个需要每一位女性都要深入了解的事情。因为在现阶段,绝大多数女性的寿命大大延长。由于我国 20 世纪 60 年代初开始,出现了持续 10 余年的人口出生高峰,因而现在进入了一个"更年期"的高峰。据估计,目前每年有逾 1000 万女性进入更年期状态,全国已有 2 亿以上年龄在 50 岁以上的女性,而且由于人口老龄化,老年女性在总人口中所占比例也逐渐升高。

绝经的根本原因是女性卵巢的衰竭,从而失去了依赖于卵巢的两大功能——生育和分泌雌激素。生育对于这个年龄段的女性,不论从何种角度来说都是不适宜的,而雌激素缺乏所带来的危害却不为众人所知。对于更年期,在大众中普遍存在的看法是:绝经不是病,更年期各种不适扛一扛就过去了;在许多专业人员,甚至是医务工作者眼里,绝经也被认为是一种生理现象,是不需要干预的。那么,作为一位女性,是否有一个阶段不需要雌激素?年龄到了 50 岁以后,雌激素就没有用了吗?现代医学的发展早已告诉我们,雌激素缺乏所带来的影响是广泛而深刻的,从更年期开始的各种不适症状,到 55～60

岁开始的各种萎缩问题，以及老年期出现的骨质疏松和心脑血管疾病，甚至神经系统的退化，都与雌激素的短期、中期和长期缺乏有着密切的关系。所以绝经虽然不是病，却是众多老年慢性代谢性疾病的诱发因素，更是各种更年期症状的直接原因。

对于中国的普通大众而言，医学基本知识是较为欠缺的，对于绝经和激素的相关知识尤甚。一项调查指出，了解绝经是由于卵巢衰竭、雌激素缺乏所造成者寥寥无几。而对于激素的误解，更深植于大众心目之中，在临床实践中，几乎所有的患者在听到激素一词时的条件反射就是发胖。这可能是因为在大众心目中，只知肾上腺皮质激素，而不知其他激素。其余恐惧激素的心态如导致癌症和影响肝肾功能，甚至于只有使用肾上腺皮质激素才会发生的股骨头坏死，也扩展到了所有激素头上。相反，甲状腺素和胰岛素，明明也是激素，在大众的概念中却被排除在激素的范畴之外。其实人之衰老，其核心就是各个器官的衰老，如果可以接受甲状腺功能减退（甲减）患者补充甲状腺激素，胰岛细胞功能减低（糖尿病）患者补充胰岛素，甚或由于衰老导致关节功能退化而换一个人工关节，以及各种器官移植，那么卵巢功能衰退补充一些雌激素、孕激素，从而维护女性的健康又何至于会引起如此轩然大波？这些基本问题在本套丛书中都会有详尽而通俗的阐述。

　　"中华医学健康科普工程——女性更年期保健新说"系列丛书包括《女性的生理和衰老的奥秘》《更年期和绝经对女性健康的影响》《给更年期和绝经后女性的健康建议》《更年期和绝经后女性的绝经激素治疗》，骨干作者均为中华医学会妇产科学分会绝经学组成员，在绝经管理领域都建树颇丰，编写本套丛书的初衷也是因为在临床实践中发现大众对于绝经知识的欠缺、误解和渴望。但这些绝经相关研究领域的专家，对于写作科普读物，很多都是初次尝试，难免有遗漏、欠缺或不当之处，也恳请各位尊敬的读者不吝赐教。

郁　琦

2020 年 3 月

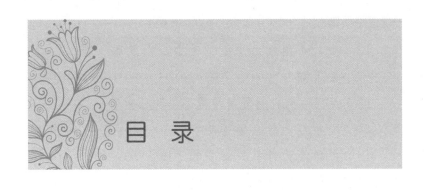

目 录

第一章
更年期女性的生理变化对健康的影响

第一节　更年期的基本概念

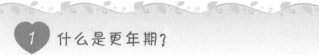

1　什么是更年期？

更年期是女性一生中必然经过的一段时间，女性一生经历了新生儿期、婴儿期、儿童期、青春期、生育期、更年期和老年期。其中，更年期是一段很重要的时期，是指女性从有生育能力向无生育能力逐渐衰退到老年的一段过渡时期，也就是从女性卵巢功能开始衰退到完全停止的阶段，这个时期卵巢功能变化较大，主要是卵巢内分泌功能的变化，雌激素、孕激素分泌紊乱，就容易出现与卵巢功能变化相关的一些疾病。对此，女性自身必须重视。更年期从 40 岁以后开始，这个过程是逐渐发展的，在 1994 年被世界卫生组织（World Health Organization，WHO）命名为"绝经过渡期"，也就是大众常说的更年期，一般持续 5～10 年，因为卵巢的内分泌功能不是一下子就衰退停止的，而是一个逐渐衰退的生理过程，并且存在个体差异，很难准确确定更年期起始和结束的具体时间点。更年期一般出现在女性 40～60 岁间。更年期这个名词由来已久，并且家喻户晓，目前在实际应用中尚未完全废除。更年期是女性生理和生活的一个重要转折阶段，对女性的身心健康有重要影响。

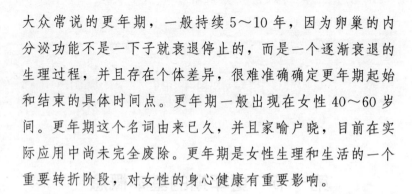

2 更年期与绝经有什么关系？

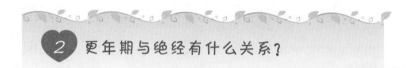

更年期与绝经关系密切，更年期是卵巢功能逐渐衰退的一个阶段，包含了绝经，而绝经则标志着卵巢功能就此衰退了，子宫内膜萎缩，不出现增生与脱落的周期性变化，月经停止，进而出现闭经。这是每个女性必然经过的生理过程。更年期本质上是由绝经引起的，绝经是卵巢功能衰退过程中的重要标志，不仅出现性激素水平降低和紊乱，同时还会影响其他中枢神经递质的分泌，引起绝经后女性一系列生理和心理的不适。绝经症状是女性绝经前后出现的与性激素水平降低和波动相关的一系列躯体及心理不适表现，具体包括潮热、出汗、注意力不集中、失眠、早醒、关节不适、尿频等。这些绝经症状在大多数女性中平均持续 3～5 年，个别持续时间可达 10 年或更长，最短的也要持续 1 年左右。症状出现的时间和程度有所不同，主要与个体差异有关。总之，50%～75% 的女性会出现绝经带来的明显不适，以及绝经后好发的各种疾病，严重影响更年期女性的身心健康。重视更年期和绝经后女性相关症状出现的时间和严重程度，并进行相应管理，可使更年期女性健康愉快地度过这个时期。

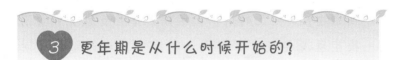

③ 更年期是从什么时候开始的？

　　更年期不是一个时间点，而是一个阶段。更年期的开始和结束、长短如何并没有一个固定的时间点。卵巢功能开始减退并带来相应症状就是更年期的开始信号，一般将女性 40 岁以后开始出现月经规律的改变，10 个月之内有 2 次规律性改变（月经周期长度变异≥7 天）定为更年期的开始。更年期症状一般可持续 5～10 年。更年期的到来对于每个女性都是不同的，主要取决于卵巢功能何时衰退，也就是卵巢中卵泡减少的速度，卵泡不发育或发育不良，就出现了卵巢功能的减退，并引起一系列的更年期症状。开始表现为月经的改变，如周期缩短、经期延长、经量时多时少，但在这个时期若不出现其他不适症状，女性就不会去注意，并认为更年期月经失调不必去看医生。随着时间的延长，可能会出现潮热、出汗、睡眠不好、心悸、关节痛等症状，影响女性的工作和生活，此时才可能意识到是更年期来了，才想去医院进行检查和治疗。必须强调，更年期也是许多疾病（包括肿瘤）的好发时期，首先要到医院进行正规的检查，排除一些器质性疾病，不能把更年期女性出现的所有病症都简单地归属于更年期症状，一定要进行相关的检查后才能判断。女性过了40岁以后，都有一个进入更年期的过程，要正确认识更年期是每位女性必然经历的一段生理变化期，要在更年期症状出现时就给予关注，及时检查和治疗症状，预防更年期带来的对身体和心理的危害。

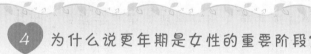

4 为什么说更年期是女性的重要阶段？

更年期这个名词被反复提出是人们对更年期认识逐渐加深的必然结果。女性自更年期开始会出现许多不适，慢性疾病增加，再加上现在人的寿命较前明显延长，更年期带来的健康影响就越发明显了。目前，中国女性平均期望寿命接近80岁，但女性卵巢功能衰退的时间点却没有改变，绝经年龄依旧在40～60岁间，这就意味着女性的生命要有1/3或更长的时间是在更年期及绝经后度过的。更年期卵巢功能衰退会引起一系列健康问题。卵巢的功能不仅仅是维持女性特征那么简单，卵巢分泌的雌激素也不仅仅是一种生殖激素，它与多种组织器官功能的维持关系密切。因此，卵巢功能的衰退不仅仅是生育能力的丧失，而与之关系密切的心血管系统、神经内分泌系统、骨骼系统、泌尿生殖系统等都有不同程度的改变，而雌激素分泌的减少则加速了这些系统中器官衰老的进程，慢性疾病逐渐增加。所以每位女性必须重视更年期。应积极进行必要的生活方式、饮食和营养调整，同时可在医生的指导下采取包括绝经激素治疗在内的一系列医疗健康措施。从更年期开始，应积极预防卵巢功能衰退引起的疾病，以及相关的慢性老年性疾病，如骨质疏松症、糖尿病、心血管疾病、老年期痴呆等，这是提高老年女性的健康水平和生活质量的重要基础，对减轻社会医疗负担、促进家庭和社会的和睦也有非常重要的作用。

5 更年期女性有什么生理变化？

更年期是女性的一个特殊时期，大概从 40 岁后开始，更年期女性的生理变化主要是卵巢功能的变化，以及由此带来的全身各系统功能的变化。卵巢是女性非常重要的一个内分泌腺体，主要有 2 个功能，一是生殖功能，就是产生卵子；二是内分泌功能，即通过分泌雌激素、孕激素来维持女性的生理功能。这 2 个功能相互关联。女性在完成生育后，卵巢主要是保持良好的内分泌功能，卵巢分泌的雌激素、孕激素对女性的生长、生殖和各系统功能的维护都是很重要的，但卵巢是一个有周期性变化的器官，卵巢分泌的雌激素、孕激素不足或失调，可引起一系列生理和心理的不适，出现与之相关的各种临床症状，最常见的是月经失调（月经周期缩短或延长、经期延长、经量忽多忽少、淋漓不断）。随之还会出现一些更年期症状，75％的女性到更年期都会出现潮热、出汗、睡眠不好等精神神经系统症状，对女性的生活和工作产生影响，有的女性还会出现心悸、抑郁、全身乏力、关节痛、尿痛、阴道炎、性生活困难等。最重要的是更年期后引发的远期健康问题如骨质疏松症和心血管疾病、脑卒中、脑梗死、心肌梗死等疾病，严重影响老年女性的生命健康和生活质量，所以要重视更年期阶段的疾病预防。

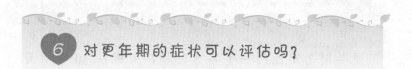

6 对更年期的症状可以评估吗？

　　更年期由于卵巢功能逐渐衰退，生殖系统及其他各系统都会发生相应的生理和病理变化，首先是月经的改变，包括月经周期和经量的变化。随之出现潮热、出汗、心悸、血压波动、心律失常、假性心绞痛、失眠、皮肤感觉异常、易激动、烦躁、抑郁、关节疼痛、骨质疏松等表现。这些表现的出现有一定个体差异，不是所有的表现都在同一个人身上出现，每个人出现的表现都是不同的，轻重程度也不相同，那么怎样来判断更年期女性临床表现的严重程度呢？医学专家们把年龄、月经及各种临床表现分门别类，采用表格形式来判断，形成了较为客观的评判标准。判断更年期临床表现的轻重程度主要有以下评分系统，如改良的 Kupperman 评分、Greene 评分、MRS 评分系统，以及绝经后骨质疏松的评估、Zung 抑郁量表、绝经后泌尿生殖系统疾病的评估等。目前，临床最常用的是改良的 Kupperman 评分。这些评分系统都能相对客观地评估更年期临床表现的轻重程度，指导医生采用对应的药物及治疗方式，治疗后再进行评估，以判断治疗的效果。

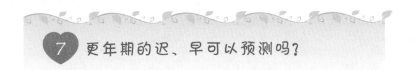

7 更年期的迟、早可以预测吗？

更年期是每位女性都必须经过的一段时间，发生的迟、早可以通过一些临床表现来判断，也可以通过一些医学指标预测。更年期的起点是由卵巢的功能和寿命来决定的。女性的年龄是最重要的指标，还有其他一些用于预测的客观指标，如抑制素 B、雌激素、抗苗勒管激素（anti-mullerian hormone，AMH）、卵泡刺激素（follicle-stimulating hormone，FSH）水平等。抑制素 B 是真实反映卵巢储备功能的一个敏感指标，它的分泌减少标志着卵巢功能已经衰退；雌激素水平在这一阶段变化较大，但早卵泡期会有波动性升高，故基础雌二醇水平升高；AMH 逐渐降低；FSH 水平升高。此外，超声检查也有一定的预测作用，如卵巢形态和卵泡数目的改变、卵巢体积的缩小、窦卵泡数目减少甚至没有卵泡的发育，这些都提示卵巢功能衰退。对于子宫切除的女性，由于卵巢血液供应减少，卵巢功能的衰退要相对更早。预测更年期到来的迟、早，主要可帮助医生在早期就进行治疗干预，国际和国内的专家共识为给予更年期的绝经激素治疗，在窗口期应用效果更好，且用药风险很小，总体上利大于弊。女性绝经超过 10 年或年龄大于 60 岁，再启动绝经激素治疗，风险明显增加，故不提倡。

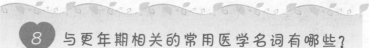

8 与更年期相关的常用医学名词有哪些？

（1）自然绝经：表现为自然停经，是指卵巢内卵泡用尽，或剩余的卵泡也丧失了能力，逐渐不再分泌雌激素，不能再刺激子宫内膜生长，表现为停经，月经将永久不能来潮。

（2）围绝经期：具体指女性 40 岁以后任何时期开始出现的接近绝经的内分泌学、生物学和临床特征起至绝经后 12 个月内的一段时间，又分为绝经前期、绝经期和绝经后期 3 个阶段。绝经前期是指卵巢功能开始衰退到绝经前的一段时间；绝经期是指停经（最后一次月经的时间）至停经已达 12 个月的时期；绝经后期指绝经后至卵巢内分泌功能完全消失的时期，即进入老年期之前的一段时间。绝经年龄因人而异，中国女性平均约为 49.5 岁。

（3）卵巢早衰：是指女性 40 岁以前绝经，是一种病理状态，要进行系统的内分泌检查才能判断。

这些名词反映了女性生殖衰老的不同时期，需要根据所处的时期进行必要的干预，包括以绝经激素治疗为主，涵盖饮食、锻炼、戒烟、限酒等科学生活方式在内的健康策略。

第二节　更年期女性的生理状态改变

9 什么情况下可以判断自己可能进入了更年期？

又是新的一天，可"她"却再次从不安稳的睡梦中醒来。镜中的面庞上已有色斑悄然浮现，还有失眠留下的黑眼圈、大眼袋。走出家门，赶公交、挤地铁，阵阵潮热、出汗让"她"紧张、难堪。因为关节疼痛，"她"不停地变换着身体的重心。到了单位，工作已不像从前那样自信、自如，不知从什么时候开始，"她"必须将所有的事务记在本子上来避免忘记。"她"总是感到疲惫、焦虑，甚至难以控制的恼怒，但有时却又会莫名其妙地哭泣。休息时去卫生间，无奈月经再次不按规律，说来就来。终于下班回到家，一天的忙碌让"她"头痛不已，倒在沙发上，想到无法控制老去的容颜、诸多的不顺，"她"陷入久久的哀伤……

"她"的经历，是否使您或多或少产生了共鸣？如果您的生活也发生了与"她"相似的变化，可能就要或已经步入更年期了。其实，更年期的表现存在个体差异，有的女性症状明显，有的女性却能平安度过。随着卵巢功能的衰退，最常见的表现是激素水平变化引起的月经失调，这个变化会持续到绝经。更年期并没有明确的界定标准，需要通过临床症状、体征、激素水平等来综合了解卵巢的衰退情况，进而初步判断自己是否步入了更年期。

10 更年期的"乱经"是正常的吗？

女性一旦进入更年期，就会伴随各种不适的症状，而这些不适的症状又有轻重之分，像更年期的"乱经"（月经失调）是较常见的女性更年期症状。虽然更年期"乱经"很常见，但却是不正常的月经，需要及时治疗。更年期"乱经"的临床表现如下。

（1）稀发月经：月经周期间隔时间长，由正常的21～35天变为2～3个月或更长时间行经一次。经量可正常或较前减少，间隔时间逐渐延长到4～5个月或半年才行经一次，以后则完全停止。

（2）月经周期紊乱：从规律的月经周期变为不定期的阴道出血，有时经期延长或变为持续性阴道出血，淋漓不断达1～2个月不止；也可发生大量阴道出血，患者可出现面色萎黄、全身乏力、心慌、气短，严重者血红蛋白可明显降低，甚至出现贫血。有的女性出现反复出血，一般经过 1～2 年，月经才完全停止。此时需要到医院进行详细检查，首先排除肿瘤引起的出血，对年龄在 40 岁以上的女性，应进行全面检查，必要时进行子宫内膜活检。排除肿瘤后，再按更年期"乱经"治疗。

（3）突然绝经：少数女性过去月经周期及经期一直正常，突然发生绝经；也有的女性月经周期正常，仅有几次经量逐渐减少，之后月经突然停止。

另一部分女性表现为停经一段时间后，发生子宫出血，持续 2～4 周，血量多少和持续时间长短与雌激素作用持续时间及撤退速度有关。

绝经前"乱经"是更年期最常见的症状，但不是正常的，出现"乱经"时一定要进行规范的检查和治疗。

11 年轻时忙事业，40 岁后开始想要孩子，怎么屡试不中呢？

现今大龄妈妈的人数不断增加，而原本正常的妊娠对于她们来说也似乎变得困难重重。40 岁以上想要孩子的女性尤其被这个问题所困扰。为什么妊娠变得这么难？

如果把精子和卵子比作种子，子宫内膜就是种子生根发芽的土壤（图 1-1）。当富有生命力的种子遇到肥沃的土壤，便自然而然地孕育出了新的生命。种子

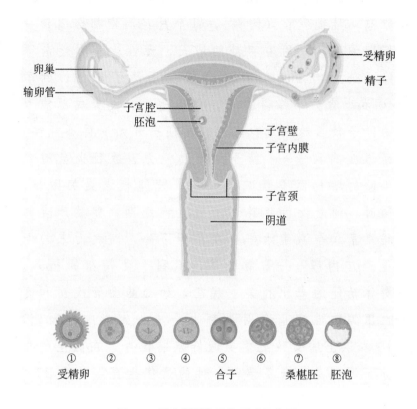

卵巢—————

输卵管—————

子宫腔—————
胚泡—————

受精卵

精子

子宫壁
子宫内膜

子宫颈

阴道

①　②　③　④　⑤　⑥　⑦　⑧
受精卵　　　　　　　合子　　桑椹胚　胚泡

图 1-1　子宫卵裂和胚泡形成示意图

和土壤这 2 个因素是缺一不可的。而女性创造种子，也就是卵子的部位是哪里呢？答案是卵巢。卵巢在每个月经周期释放一个卵子，也就创造了一个孕育生命的机会。

目前认为，女性的卵子总数在未出生时便已确定，最高时达 600 万～700 万个，随年龄的增长，卵泡一批批死亡（闭锁），每个月经周期都会闭锁一批卵细胞，故随着年龄的增长，女性生育力逐渐下降，35 岁与 25 岁比，其生育力下降了 50％，到了 40 岁生育力下降得更多、更迅速，有发育成熟能力的卵子数目越来越少，月经周期也开始变得不规律。而男性的种子——精子的活动能力、数目也会随着年龄的增长而不断减低，造成精卵相遇更加困难。同时，随着女性年龄逐渐接近绝经期，卵巢产生的雌激素和孕激素水平也在不断下降，随之而来的便是子宫内膜——土壤变薄，不利于受精卵的植入。身体功能的老化和某些疾病，如心脑血管疾病和高血压等慢性病也会对生育力造成一定影响。因此，40 岁以上的女性更需要做好孕前检查，在医生的指导下调理身体来备孕。女性的最佳生育年龄在 25～30 岁，还是适时要孩子好。

12 为什么绝经后总感觉乏力，以及腰、腿、关节痛？

绝经后女性出现乏力，以及腰、腿、关节痛，最常见的原因是骨量的减少，甚至是骨质疏松。骨质疏松是指骨骼因骨量减少、密度降低、骨组织微结构破坏而变得疏松、脆性增加、容易骨折，就像岩石受到风化形成密集的小孔洞，大大破坏了岩石的坚硬度。骨质疏松后，骨骼的承受力远远不如以前，当活动时，肌肉、韧带的牵拉会造成疏松的骨质进一步破坏而引发疼痛，尤其是在受力较大的腰、腿、关节处。在脊柱，如果椎骨发生了骨质疏松，承受力下降，很容易受重力压迫而变形，从而挤压椎间盘，有可能增加椎间盘突出的发病风险。

　　为何会发生骨质疏松呢？骨质疏松与遗传、营养、生活习惯、年龄及激素水平等因素有关。其中，遗传、钙摄入量和运动量会影响骨量储备；年龄的增长与雌激素水平的降低都会加重骨量丢失。骨量储备与骨量丢失，就像给水池一边灌水一边放水，当绝经女性的年龄增长、雌激素水平下降、骨量丢失"突飞猛进"时，没有进行足够的钙摄入和运动，很容易发生骨质疏松。那么为何雌激素水平的降低会引起骨质疏松呢？因为骨骼细胞上有雌激素受体（就像靶），雌激素（就像箭）会定向与受体结合，启动对骨骼代谢的保护作用，所以绝经后雌激素水平明显降低，对骨骼的保护作用降低，将会大大加重骨质的流失，女性出现乏力及腰、腿、关节痛就不足为奇了。

13 绝经后为什么乳房慢慢下垂和松弛了？

　　爱美是女人的天性，而女性的象征之一是乳房，这个性感而充满女性美的部位尤其为广大女同胞所重视。无论 A 罩杯还是 D 罩杯，乳房都是女性美和母性的象征。但是很多年龄较大的女性却经常被这个问题所困扰——为什么绝经后，胸部就变得越来越松弛和下垂了？

　　为了了解这个问题，需要先了解一下乳房的结构。乳房由皮肤、腺体导管系统及间质结构组成，整个乳房仿佛一棵倒生的树一样，而树根就是乳头，树枝和树冠为逐级分支的乳腺小叶。间质中的胶原间质和脂肪在导管腺体系统中数量丰富且分布均匀，保持了乳房的柔韧度。

　　实际上，女性乳房下垂的程度取决于胸部皮肤的弹性、乳房大小及脂肪腺体组织的平衡。那么绝经和乳房的形态究竟有何关系呢？

　　绝经是女性生命进程的重要事件，除了不再来月经之外，还伴随着卵巢衰竭，意味着卵巢只能产生极少量的雌激素。雌激素对乳房又有着极为重要的作用。研究已经证实，雌激素水平的降低可导致皮肤胶原蛋白的流失，而乳房部位皮肤弹力的下降自然会降低承托乳房的能力。随着年龄的增长，致密的结缔组织也开始变得松弛，同时乳腺小叶由于缺乏雌激素而退化，胶原纤维被脂肪组织所取代，脂肪组织所占比例增加，胶原纤维所占比例缩小，造成乳房下垂。除了这些主要原因之外，吸烟、过度剧烈的运动和减肥也会影响乳房的挺拔度。绝经后如果在医生的指导下排除禁忌证后合理补充激素，也可以减缓乳房的萎缩和下垂。

14　更年期为什么爱唠叨？

一直以来，妈妈都是无私无声，含蓄静默而不张扬，包容子女所有的缺点，对子女细心呵护，充满深情厚爱却从不计回报。可是当青春在子女的脸上绽放，子女突然发现妈妈霜染的两鬓、眼角的皱纹，还有整日的唠叨、古怪的脾气、多疑的性格……妈妈这是怎么了？

如果您也有类似的症状出现，可能就要或已经步入更年期了。在更年期所出现的情绪变化可能有各种原因，除了面临孩子离家、夫妻关系改变、父母病逝、女性角色可能会出现变化外，中年女性任何"不可理喻"的表现，好像都能用"更年期"这个词来解释。

更年期是卵巢功能从旺盛到衰退直至最后完全衰竭

的一个过渡时期，从 40 岁左右开始，卵巢中卵泡数目逐渐减少，最终自然耗竭。即使还有剩余卵泡，也对垂体促性腺激素反应迟钝。卵巢功能逐渐衰退，卵巢激素合成减少，垂体促性腺激素释放增加。在这个特殊的过渡时期，女性常会出现一系列生理和心理方面的变化，如唠叨、烦躁、苛刻等，并被这些变化所困扰。

这一切都是雌激素惹的祸，不是女性的错。都说女人是水做的，这水，其实就是激素。进入更年期，激素水平明显变化，尤其是雌激素水平明显降低，这些激素水平的变动可以影响调节情绪的中枢神经递质。应对更年期，除了保持良好的心态之外，建议出现类似症状的中年女性可在医生的指导下适当补充雌激素。

15 更年期为什么声音变粗了？

卵巢对于女性弥足珍贵，除了种族繁衍这一最根本的功能外，还具有分泌功能，即在促性腺激素的作用下，分泌雌激素、孕激素、雄激素和细胞因子等，以维持女性机体各器官的青春和活力。因此，女性才会在青春期后出现音调变高、乳房隆起、胸肩部皮下脂肪增多，展现女性特有的体态。然而到了绝经过渡期后，与卵巢内卵泡数目的减少和不成熟发育相对应，雌二醇水平急剧下降，直至绝经后 1 年，以后再缓慢下降至绝经后 4 年，此后维持在很低水平。绝经后雄烯二醇（雄激素）在血中的含量仅为育龄期妇女的一半，主要来自肾上腺（85％），来自卵巢的只有 15％。睾酮在绝经后略有下降。

女性进入更年期后，常因雌激素水平下降较雄激素水平下降更多，使得雄激素作用相对明显而会出现雄性化特征，包括音调变低类似男声、男性型双侧颞部脱发和下颌及上唇长出胡须、头发脱落和稀疏开始出现。更年期女性还常有顽固性咽炎，同时由于雌激素水平降低，声带弹性组织萎缩，脂肪沉着和声门肌组织的退行性变，使更年期女性的声音发生变化。

第三节　更年期女性的内分泌变化

16 哪些激素可以反映卵巢功能的兴衰？

女性生殖系统受下丘脑－垂体－卵巢轴（性腺轴）调控，测定卵巢分泌的性激素和垂体产生的促性腺激素水平不仅可以反映性腺轴的功能，也可反映卵巢的功能状态。

（1）基础卵泡刺激素（FSH）、黄体生成素（luteinizing hormone，LH）：临床上常于月经周期第2～3天查血清 FSH、LH 水平，以了解卵巢储备功能。FSH/LH＞2.0 提示卵巢储备功能不良，表示患者对促排卵治疗反应欠佳；FSH＞15 U/L 提示卵巢储备及受孕能力下降；FSH＞40 U/L 提示卵巢衰竭。

（2）基础雌二醇（estradiol，E_2）水平：在卵巢功能下降早期，基础 E_2 水平为 183～293 pmol/L（50～80 pg/ml），此时妊娠率降低。当基础 E_2＞366 pmol/L（100 pg/ml）时，卵巢反应性差，这可能是比 FSH 更早反映卵巢功能下降的指标。但是雌激素水平易受卵巢囊肿、药物、月经周期等因素影响，其预测卵巢功能的准确性有待进一步研究。

（3）抑制素：抑制素包括抑制素 A 和抑制素 B 2 种。抑制素 A 主要由成熟卵泡和黄体分泌，随月经周期而改变，在绝经过渡期晚期，其表达水平下降。抑制素 B 由非优势小窦状卵泡分泌，反映卵泡池规模，与卵巢内基础小窦状卵泡数目呈正相关，其血清水平反映卵泡的数目和质量。对于卵巢储备功能减退的女性，月经第 2～4 天抑制素 B 下降先于 FSH 的升高。因此，抑制素 B 较基础 FSH 和基础 E_2 水平更能反映卵巢的储备功能。

（4）抗苗勒管激素（AMH）：由窦前卵泡和小窦卵泡的颗粒细胞分泌，抑制卵泡生长，防止卵泡过快、过早消耗，保存卵巢储备。卵泡早期血清 AMH 与最终成熟的卵泡数目呈正相关，血清 AMH 可反映始基卵泡库的大小，且 AMH 独立于下丘脑—垂体—卵巢轴，比其他预测指标更有优势。

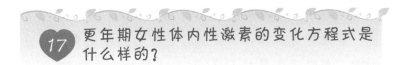

17 更年期女性体内性激素的变化方程式是什么样的？

女性更年期最明显的变化是卵巢功能衰退，出现激素分泌变化，涉及雌激素、黄体酮（孕酮）、雄激素、促性腺激素、促性腺激素释放激素、抑制素等。

（1）雌激素：更年期早期雌激素水平波动很大，甚至高于正常卵泡期水平。这是因为黄体晚期 FSH 提早升高，刺激多个卵泡发育，引起 E_2 过多分泌所致。更年期雌激素水平呈现波动性下降，当卵泡耗竭了，雌激素急速下降至很低的水平。绝经后卵巢不再分泌雌激素，但循环中仍有低水平的雌激素，主要是由来自肾上腺皮质和卵巢的雄激素经周围组织中芳香化酶作用转化而来的雌酮。绝经期女性血液循环中雌酮水平高于 E_2 水平。

（2）孕酮：女性进入更年期后，最早缺乏的是孕酮，常发生无排卵月经或无排卵性异常子宫出血。绝经后卵巢功能停止，更无孕酮分泌。

（3）雄激素：绝经后雄激素来源于卵巢间质细胞及

肾上腺，总体雄激素水平下降。雄烯二酮主要来源于肾上腺，量约为绝经前的50%。卵巢主要产生睾酮，由于升高的LH对卵巢间质细胞的刺激增加，使睾酮水平较绝经前增高。

（4）促性腺激素：绝经过渡期开始，FSH和LH可以是正常水平，随着卵巢功能进一步衰退，解除了对下丘脑－垂体的负反馈，下丘脑释放的促性腺激素释放激素增加，刺激垂体释放FSH和LH增加，其中FSH升高较LH更显著，FSH/LH＞1。雌激素和抑制素水平降低及FSH水平升高，是绝经的主要信号。

（5）促性腺激素释放激素：绝经后下丘脑促性腺激素释放激素分泌增加，促进了FSH、LH的合成与分泌。

（6）抑制素：绝经后女性抑制素水平下降，较E_2下降早且明显，可能成为反映卵巢功能衰退更敏感的指标。

18 谁是引起更年期女性月经失调的"罪魁祸首"？

更年期月经失调的"罪魁祸首"是卵巢功能减退。更年期女性的卵巢功能从旺盛状态逐渐衰退至完全消失，卵泡不能成熟及排卵，雌激素水平下降，出现月经异常。女性 35～40 岁后，既往月经规则者，如果月经失去规律，出现周期长度变化≥7 天，但＜2 个月，提示绝经过渡期早期开始；当停经 2～11 个月，提示进入绝经过渡期晚期。围绝经期指绝经前后的一段时期，可出现血管舒缩功能紊乱、精神神经系统症状及肌肉关节、泌尿生殖系统等各方面的功能障碍。围绝经期一般始于 40 岁以后，历时短则 1～2 年，长至 10 余年。

更年期的绝经激素治疗不仅可以缓解绝经症状、预防骨质疏松，还可以带来心血管系统的长期益处。但最佳的绝经激素治疗有一个窗口期，更年期女性在这一时期用药能获得最大的收益和较小的风险。从开始出现绝经相关症状到绝经后 10 年内或 60 岁以内，是绝经激素治疗的"窗口期"。

19 导致女性在更年期脾气变化无常的原因是什么？

更年期女性，经常会出现心烦意乱、易激动、紧张、发怒的情况，时而长吁短叹，时而对着窗外簌簌地落泪，有时又因为一点小事对人大发脾气，情绪就像坐过山车，高高低低，忽上忽下，常常让孩子和丈夫都摸不到头脑，只好战战兢兢地退避三舍。严重者会产生抑郁，茶饭不思，甚至想要了结自己的生命。

更年期中不稳定的情绪，不仅扰乱了家庭的和睦和邻里关系的和谐，也为女性的身心健康蒙上了一层阴影。

究竟是什么导致了更年期女性情绪不稳定呢？随着年龄的增长，女性的各种功能都会慢慢地退化，到了更年期，脑垂体与卵巢间内分泌平衡失调，神经系统出现不稳定现象，使得更年期女性常有情绪不稳定的表现。国内有研究显示，雌激素水平与围绝经期抑郁的发生呈负相关，提示更年期心绪烦乱的出现可能与性激素水平下降有关；也有研究认为是雌激素水平的剧烈波动引发了这些神经系统症状。另外，更年期还有其他躯体症状，如失眠、潮热、月经不规则等，导致女性睡眠质量差，精力难以恢复，易激惹，一点小事就发脾气，难以自控，影响与家人的关系，形成恶性循环。更年期女性精力不如从前，但仍要面对来自家庭、事业的多方面压力，心有余而力不足，易形成悲观情绪。

保证充足的睡眠、保持乐观的心态及进行适当的运动有利于更年期女性的情绪稳定，同时家人也应当给予理解，并尽量减轻更年期女性工作上和思想上的负担。如果情绪问题严重，已经影响到身体健康、家庭和睦及社会生活，则应及时向医生寻求更专业的帮助。

20 更年期女性体内性激素水平的变化是否加快了骨骼衰老的步伐？

更年期女性体内雌激素水平下降使骨骼衰老的步伐加快。通常情况下，女性在儿童期和青春期，骨量处于逐渐增加的阶段，30岁左右骨量达到峰值，40岁左右开始出现与年龄相关的骨量持续丢失。女性在绝经早期骨量丢失的速度会更快，丢失的速度明显高于同年龄男性，此现象与雌激素缺乏是相关的。雌激素通过多种途径保护骨骼，具体机制目前并不十分明确。雌激素可能直接通过与细胞受体结合途径发挥作用，抑制骨的转换，防止骨量丢失。同时可能还通过促进降钙素分泌、增加活性维生素D的产生、抑制甲状旁腺激素分泌、抑制破骨细胞刺激因子的产生等途径抑制和降低骨吸收。绝经后雌激素缺乏会增加破骨细胞的产生，导致骨质疏松的发生。延缓骨骼衰老有以下办法。

（1）调整生活方式：建议保持富含钙、低盐和适量蛋白质的均衡膳食；适当的运动可增加和保持骨量，增强应变能力，降低骨折风险；采取防止跌倒的各种措施，适当接受阳光照射。

（2）骨健康基本补充剂：适当补充钙剂和维生素D，但应注意个体差异和安全性，酌情调整剂量，高钙血症者禁用。

（3）药物治疗：在医生指导下使用包括激素替代或补充、选择性雌激素受体调节药、双膦酸盐类、降钙素、甲状旁腺激素、锶盐、维生素 K、中医药等治疗。

21 雄激素是不是男性的专利？

女性体内也有一定量的雄激素，主要来源于肾上腺和卵巢。虽然成年女性外周循环中雄激素水平仅为男性的 $1/20\sim1/10$，但却起着重要作用。它既是合成雌激素的前体物质，也是维持女性生育力的重要激素。表现在以下方面：①生殖系统，促进阴毛、腋毛生长，促使阴蒂、阴唇和阴阜发育。雄激素是性欲的驱动力，调节对性刺激的反应。②代谢，雄激素可促进蛋白合成，促进肌肉生长；影响脂肪代谢；促进骨髓造血；性成熟期促使长骨生长和钙的保留，性成熟以后可导致骨骺关闭，生长停止。③神经系统，雄激素也影响女性的大脑，能减少焦虑、抑郁，提高幸福感。

在围绝经期，雄激素分泌总量减少，可造成一系列临床表现，如性功能下降，焦虑、抑郁加重，骨质疏松、容易骨折等。适当补充一定量的雄激素可以改善性功能和性满意度。医生可根据患者的临床表现和意愿，给予患者具有雄激素活性的相关药物进行治疗。

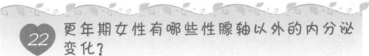

22　更年期女性有哪些性腺轴以外的内分泌变化？

更年期女性除性腺轴以外还有多种内分泌变化。

（1）卵巢分泌的雌激素在维持正常胰岛 B（β）细胞（分泌胰岛素的细胞）功能上起重要作用，雌激素水平的降低会减少胰岛素分泌并促进胰岛素抵抗的发生，破坏绝经后女性体内的血糖稳态，发生血糖异常。

（2）更年期女性甲状腺功能变化远小于性腺轴。随着年龄的增长，甲状腺会出现纤维化、细胞浸润、滤泡变和结节形成，导致甲状腺质量减轻，但血清三碘甲状腺原氨酸（T_3）、甲状腺素（T_4）浓度变化甚微，仅有轻度下降，故正常人的甲状腺功能可以很好地维持。

（3）促肾上腺皮质激素分泌升高。更年期女性卵巢雌激素反馈作用削弱，在垂体促性腺激素分泌升高的同时，促肾上腺皮质激素分泌也相应升高。

第四节　更年期生育与避孕

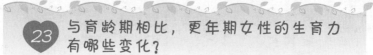

23 与育龄期相比，更年期女性的生育力有哪些变化？

随着女性进入更年期到绝经，这一时期女性会经历月经周期缩短、月经不规律、不孕并最终绝经的过程。更年期女性卵巢功能逐渐下降，卵巢中卵母细胞（卵子）的储备急剧减少，卵子的质量也明显下降，染色体非整倍体的发生率增加，卵子的受精能力下降，故更年期女性生育力迅速减退，即使进行辅助生育技术，成功率也明显降低。此外，更年期女性除了不孕，妊娠后自发性流产、妊娠并发症的发生率均增高。更年期女性卵子染色体不分裂现象增加，胚胎发育异常和胎儿畸形发生率也明显增加。

24 更年期女性还需要避孕吗？

更年期女性仍然需要避孕。女性进入更年期后，虽然生育力下降，卵巢功能逐渐衰退，月经周期变得不规则，但卵巢里的卵泡并未完全消失，所以仍有排卵的可能，甚至在绝经后还可能残存几个卵泡，存在受孕的可能。更年期女性意外妊娠后多需进行终止妊娠的手术，会给身体带来较大伤害，给家庭生活造成不必要的干扰。故这一时期女性仍需采取有效的避孕措施，如男用避孕套等，并且避孕需持续至绝经后12个月，绝经1年后才可停止避孕。

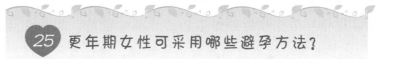

25 更年期女性可采用哪些避孕方法？

　　常用的避孕方法有药物、工具。药物主要有口服避孕药、避孕针、外用避孕药等。女用避孕药是通过改变体内正常激素水平而影响排卵和受孕过程，而达到避孕的目的。但是避孕药不适宜长期服用，因为避孕药抑制排卵可能造成内分泌紊乱。因此，进入围绝经期更不适宜长期使用避孕药。不宜使用药物避孕的女性可应用避孕套或宫内节育器。宫内节育器一般不适宜应用于盆腔炎、月经过多、月经紊乱、子宫畸形、子宫肌瘤等患者。不同类型的宫内节育器，放置年限是不同的。对于可长期放置的宫内节育器，应定期检查，一般应于停经6～12个月取出。

26 更年期女性如果有生育需求，可采用哪些方式助孕？

更年期女性有时因为家庭变故或子女发生意外，需要再生育。对于更年期女性的促生育治疗，主要是通过珍惜时间、调整卵巢功能、尽早使用促生育的各种方法增强生育力，女性可以通过超排卵治疗或试管婴儿治疗来改善其受孕概率并缩短受孕时间。对于40岁以上的女性，超排卵治疗后的妊娠率和活产率都很低，若其在接受1～2个周期超排卵治疗后仍未妊娠，建议其尽快接受试管婴儿治疗。此外，卵巢衰竭者还可采用捐卵进行试管婴儿治疗。

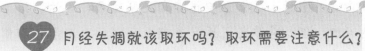

27 月经失调就该取环吗？取环需要注意什么？

当女性进入更年期后，由于卵巢功能逐渐衰退，排卵减少，出现无排卵性月经，同时雌激素水平也出现波动，这些变化将直接影响到月经。对于育龄期已带环（宫内节育器）的女性，在更年期月经失调时常来医院要求取环。那么更年期女性什么时候取环为好呢？如果月经基本规律，可以暂时不取环，避免意外妊娠。如果月经失调，不能排除是环的原因，可以先取环以观察调整月经。如果月经已经停止半年，可以取环。如果已经绝经一年以上仍未取环，可能因子宫缩小、子宫口紧，取环有困难，可以在取环前适当使用软化子宫颈的药物，避免因强力取环造成子宫损伤。

第五节　更年期月经异常

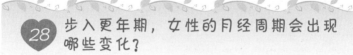

28 步入更年期，女性的月经周期会出现哪些变化？

众所周知，月经的出现是卵巢功能成熟的标志，而规律的月经是卵巢功能稳定的体现。对于女性来说，随着年龄的增长，卵巢功能会随之衰退，月经也会出现相应的改变。正常的月经通常表现为周期21～35天，平均28天；经期2～8天，平均3～5天；一次月经的总失血量5～80 ml，经血呈暗红色，不易凝固。所以月经的改变主要包括月经的规律性、周期、行经天数、经量等的改变。事实上，月经失调就是女性进入更年期最常见、最突出的早期表现。由于行经天数、经量、经血颜色等受多种因素影响，并不能确切体现卵巢功能衰退的变化。下面主要就月经周期的改变谈一下更年期女性常见的月经失调。

学者们发现，大多数女性从 40 岁左右开始，月经周期长度缩短为 26 天，进入绝经过渡期，月经周期天数继续缩短但仍有规律，随着绝经期的临近，月经周期逐渐延长并变得不规律，主要是由于卵巢功能减退而出现的卵泡发育不良所致的卵泡期延长，进而导致有排卵的月经周期延长或无排卵性月经出现。因此，卵巢功能衰退的早期表现为月经周期缩短，随之月经周期变得不规律，而后为月经周期逐渐延长，停经直到闭经 12 个月后到达绝经。

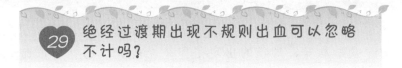

29 绝经过渡期出现不规则出血可以忽略不计吗？

大多数女性认为月经失调是绝经前必然出现的生理现象，特别是在绝经前 1～2 年。在她们的意识中，月经规律与妊娠有密切关系，如果年龄大了，也没有生育需求了，就可以顺其自然了。事实上，这存在着隐患，如果不予以重视，就可能会给自己带来伤害。除了妇科的器质性病变以外，这里不得不提的是更年期异常子宫出血这一常见的月经病。

导致更年期异常子宫出血的因素有很多，有子宫内膜息肉、子宫肌瘤等器质性病变，也有不排卵、子宫内膜周期变化异常等非器质性病变。其中，不排卵造成的更年期异常子宫出血就是过去常说的更年期"功血"（功能失调性子宫出血），主要是下丘脑—垂体—卵巢轴的功能失调，而非器质性病变导致的异常子宫出血需要进行常规的妇科检查，以除外妊娠、肿瘤、炎症、外伤和血液系统疾病等，还要确定子宫内有无节育器。女性进入更年期后，卵巢功能逐渐衰退，卵泡不能发育成熟并排出，卵巢也不能正常周期性地分泌雌激素、孕激素，子宫内膜腺体长期在单一雌激素的作用下，呈持续性增生反应，当体内雌激素水平发生较大波动时，就会导致子宫内膜不规律脱落，由此形成无排卵性月经，表现为不规律的子宫出血。这种情况可以表现为经期出血量多、持续时间长，也可以表现为停经一段时间后又突然出现子宫大量出血。

上述情况不管是哪一种，都可能因为长期月经过多或子宫不规则出血，导致失血性贫血，出现头晕、乏力、心慌、气急等表现，影响正常的工作和生活，甚至还有可能产生慢性炎症等其他不良后果。更年期功能失调性子宫出血的治疗尤为复杂，应将内分泌干预、全身支持疗法与情绪调控有机结合起来，以止血、调理周期、减少经量、防止子宫内膜病变为治疗原则。所以绝经过渡期的女性一旦出现月经改变的表现时，一定要及时去医院就诊，查明原因，对症治疗。

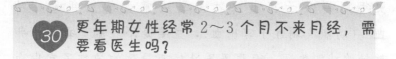

30 更年期女性经常 2～3 个月不来月经，需要看医生吗？

正常情况下，女性的月经周期是稳定的，每月 1 次，但是进入更年期后，随着年龄的增长，卵巢功能逐渐衰退，直至卵巢衰竭。随着体内性激素水平的变化，月经的改变已经在悄悄进行了，月经周期就变得不规律了。

但是，单纯从年龄上就主观臆断不来月经的原因就是卵巢功能的衰退，也是不准确的。首先，有一些内分泌疾病会影响女性生殖内分泌功能，最常见的如高泌乳素血症、甲状腺疾病和肾上腺疾病等，都可能使月经发生失调。由于这些疾病可对身体健康产生不同程度的影响，所以不来月经时首先应排除上述疾病的存在。其次，子宫内膜在不稳定的雌激素作用下易出现增生变化，黄体功能不全导致子宫内膜转化不完全，长此以往，子宫内膜悄悄改变，女性要适时就诊，及早发现隐匿性病变。此外不容忽视的是，更年期女性要警惕发生意外妊娠。更年期卵巢仍会有排卵，适逢排卵期前后有性生活仍是有机会妊娠的，更年期女性应采取有效的避孕措施。可能会有人说："如果真是怀孕，我就高兴了，老来得子也是很幸福的嘛！"但大量的研究和临床资料显示，40 岁以上的女性与年轻女性相比，月经中期即使有排卵，卵子的质量通常也较差，使得高龄孕妇的妊娠早期流产、胚胎停育、妊娠期高血压疾病、妊娠期糖尿病、产后大出血、巨大儿的发生率及围产儿死亡率明显升高，对妈妈和孩子的健康都影响极大。所以，更年期不来月经不是小事一桩，为了减少不必要的麻烦，女性要提高健康认识，及时就医，以得到正确诊断和合理治疗。

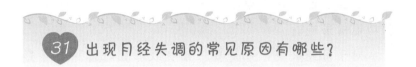

31　出现月经失调的常见原因有哪些？

月经是子宫内膜随着卵巢激素的变化周期性脱落形成的，并经阴道排出体外。卵巢激素的周期性改变是受上一级中枢调控的，这个"上级"是脑中的垂体，它周期性分泌卵泡刺激素（FSH）和黄体生成素（LH）。同样，垂体也受其上级管理。其上级是下丘脑，下丘脑是大脑中枢，思维、精神因素都可能成为影响下丘脑功能的因素。了解了下丘脑—垂体—卵巢—子宫内膜这一个关系轴，就可以知道正常的月经是怎么来的。由于月经受大脑中枢内分泌轴的控制，任何外界因素或女性体内因素都会对月经产生影响。引起月经失调的原因有两大类：一是神经内分泌功能失调，主要是下丘脑—垂体—

卵巢轴的不稳定或功能缺陷导致的；二是器质性病变或药物引起。下面就介绍 3 种较为常见的影响因素。

（1）全身因素：包括精神创伤、应激刺激、营养不良、血液病及全身慢性疾病（如高血压、肝病）等。

（2）外界因素：工作条件、生活环境、天气、情绪、饮食、肥胖、药物等。

（3）疾病因素：子宫和卵巢的器质性病变（如子宫内膜炎、子宫内膜癌）及身体其他疾病（如甲状腺功能和肾上腺功能异常、糖尿病等）对下丘脑—垂体—卵巢轴功能的影响。

对于月经失调，一定要仔细查找原因，排除外界影响因素的干扰，及时处理器质性病变，治疗全身性疾病，调整机体状态，必要时请妇科内分泌医生进行药物治疗，调整月经，恢复其规律性。

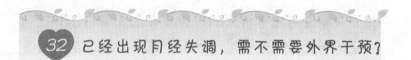

32 已经出现月经失调，需不需要外界干预？

更年期是女性一生中重要的、必经的阶段，在这一特殊时期，女性生理、心理都发生了较大的变化，很大一部分女性往往因缺乏对更年期足够的了解而出现不必要的恐慌，所以在这个阶段给予正确的心理疏导，增强女性自我保健的积极性，提高女性对自身健康程度的重视，做好疾病的预防，能够达到事半功倍的效果。对于女性更年期月经失调，大部分人认为是生理现象，所以任其发展，直到有一天影响到正常的工作和生活时才意识到问题的严重性，才来就诊。如上所述，随着更年期卵巢功能的衰退，卵巢分泌的雌激素、孕激素水平异常，导致子宫内膜受到雌激素长期刺激，可能会发生过度增生甚至异常增生等，如果不给予干预和治疗，可能会进展为子宫内膜恶变。

对于女性更年期月经失调，现在常用绝经激素治疗，有很好的疗效，但是人们对激素的认知有误区，害怕其具有潜在的危险性，在很大程度上限制了它的应用。所以正确接受更年期的健康教育，提倡更年期保持健康的生活方式和包括绝经激素治疗在内的健康策略，对于广大更年期女性非常有必要。当然，调整月经失调的具体用药应在专科医生指导下进行。

33 原来就有子宫肌瘤，现在月经失调会影响它吗？该怎样治疗？

子宫肌瘤是女性生殖器官最常见的一种良性肿瘤，主要由不成熟的子宫平滑肌细胞增生所致，故又称为子宫平滑肌瘤。子宫肌瘤的手术是有指征的。如果肌瘤较小，无症状，也无并发症及肌瘤变性者，一般无须治疗。女性进入更年期以后，体内性激素水平下降，子宫肌瘤生长的速度不会像年轻时那么快；尤其是接近绝经年龄者，因绝经后雌激素水平低落，肌瘤多可自然萎缩或几近消失，只需定期（3～6个月）复查即可。

如果复查时发现肌瘤不但没有萎缩，反而变大，应怀疑有恶变，须尽快就医，必要时进行手术治疗。特殊部位的肌瘤虽然不大，也可以影响生活，如黏膜下肌瘤，可表现为月经过多或淋漓不尽的异常子宫出血；大的子宫肌瘤可压迫邻近器官（膀胱和直肠），影响排尿或排便，也应及时手术，避免给身体健康带来更多的不良影响。

34 对于影响月经的器质性病变，怎样确定治疗方案？

对于引起月经失调的器质性病变，医生主要依靠病史和辅助检查来进行诊断。可引起月经失调的生殖系统病变如下。

（1）子宫因素：子宫内膜息肉、黏膜下子宫肌瘤、子宫腺肌病、子宫内膜癌前病变和子宫内膜癌。

（2）卵巢因素：卵巢良恶性肿瘤、卵巢子宫内膜异位症（巧克力囊肿）。

对于影响月经的子宫和卵巢器质性病变，目前的治疗手段主要是手术，切除物进行病理检查，诊断为恶性疾病者，术后还需要辅以放疗或化疗。对于长期出现的更年期不规则出血，诊断性刮宫是必要的检查手段，用于排除子宫内膜病变，同时达到止血的目的。如果病理结果显示为良性病变，可以行宫腔镜下子宫内膜电切术。对于单纯性子宫内膜增生的更年期女性，也可以考虑放置具有治疗作用的释放孕激素的宫内节育器（左炔诺孕酮宫内节育系统，即曼月乐），这样避免了手术和口服药物带来的困扰，还能起到治疗及避孕的作用。除此之外，在诊断月经失调的时候，要注意排除和治疗可能引起月经失调的全身性疾病。

第六节　更年期对女性健康的影响

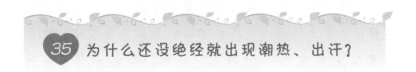

35 为什么还没绝经就出现潮热、出汗？

绝经是女性一生中最后一次来月经，但只有持续无月经1年以后才能确定。众所周知，在绝经前多数女性会出现月经改变，如月经稀发、月经失调和闭经等。此时，卵巢的激素分泌出现失调，首先是雌激素的波动，绝经后才是雌激素真正低下。潮热及出汗多在月经发生失调时即出现，且呈逐渐加重趋势，绝经后逐渐缓解，持续一段时间后自行消失。以上症状的出现也预示着更年期的来临。潮热发生的确切机制尚不清楚。目前较为公认的发生潮热的基础是雌激素波动性下降。可能的机制是因雌激素水平的剧烈变化而使神经递质分泌及功能失调，下丘脑体温调节中枢功能失常，由此出现潮热和出汗。流行病学研究发现，对于年轻的低雌激素性闭经女性，如 Turner 综合征、神经性厌食、原发性闭经等患者，血清雌激素水平很低，但并无潮热、出汗出现，若以上患者行激素治疗，停药后反而会出现潮热、出汗。通过以上研究证实，潮热常发生在内源性雌激素水平突然降低或外源性雌激素撤退时，单纯的雌激素低下似乎并不足以引发潮热，与雌激素缺乏相比，潮热、出汗与雌激素撤退相关性更明显。如果女性在绝经前手术切除双侧卵巢、接受放疗或应用卵巢功能抑制药（促性腺激素释放激素类似物、他莫昔芬等）导致卵巢衰竭，则常在术后 1 周左右出现潮热、出汗，其发生率可高达90％，且症状较自然绝经者更加迅猛而严重。因此，女性在未绝经前就出现了潮热，反而绝经后潮热会渐渐消失。

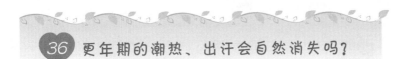

36 更年期的潮热、出汗会自然消失吗?

　　潮热、出汗多在更年期开始时即出现,呈逐渐加重趋势,绝经后逐渐缓解,持续一段时间后自行消失。大部分更年期女性潮热、出汗持续 1～5 年,平均 4 年,但 7%～20% 的女性可持续 10 年以上。有研究报道,50%～75% 的女性持续时间大于 1 年,25%～50% 的女性持续时间达 5 年,10%～15% 的女性持续时间可达 10～15 年。女性健康倡导计划(Women's Health Initiative,WHI)研究和心脏与雌/孕激素替代治疗研究(Heart and Estrogen/Progestin Replacement Study,HERS)提示,其研究人群 60～70 岁组中 23%～39% 的女性存在潮热,70 岁以上的女性中 11%～20% 仍有潮热。长久以来,中国女性认为潮热、出汗是更年期的表现,是一过性的,是可以自然消失的,并认为潮热消失了,更年期就过去了,忍忍就好,不必要就医,更不需要药物治疗。对于更年期后由于雌激素水平低下导致的更为严重的危害(如心脑血管疾病、骨质疏松和泌尿生殖道萎缩)没有足够的认识,从而失去了最佳的预防治疗时机。

37 有些更年期女性为何会有不自主的面部阵阵发红？

体内雌激素水平下降可引起自主神经功能失调和血管舒缩功能障碍，包括潮热、出汗和潮红。更年期女性常可感到自胸部向颈项及面部扩散的阵阵热浪，同时上述部位皮肤有弥漫性发红或片状发红，并伴有出汗，出汗后热量由皮肤蒸发而散出后，又有畏寒感。有时只有热感而无潮红及出汗，故称为潮热。一般潮红与潮热常同时出现。人类大脑内下丘脑前部视前区是体温调节中枢所在，体温调节中枢类似恒温器，存在热、冷阈值，两点之间的范围称为体温调节带，体温若超过热阈值，表现为出汗，使体温降至正常水平；当体温低于冷阈值，表现为寒战，使体温升高。否则体温调节中枢不发出体温调节信号。总之，潮热可能是雌激素水平低下导致的多种神经介质（5-羟色胺、β-内啡肽、去甲肾上腺素、多巴胺及促性腺激素释放激素等）代谢异常，同时也是下丘脑体温调节带范围变窄、体温调节功能紊乱等多因素、多环节共同作用的结果。

38 哪些因素可以影响潮热、出汗的发生？

针对潮热、出汗，在国外有较多研究和观察。以前认为，潮热、出汗是女性更年期出现最早、最典型且发生率最高的症状，以致人们一直以来都认为更年期的典型症状就是潮热、出汗，由此得出相关的诊治和疗效评价指标。近年来，随着对绝经相关问题的不断深入研究，发现不同地域、种族、文化背景的女性更年期症状的发生率是不同的。2008 年，北京市 8 个城区进行了横断面调查，随机抽取 45～59 岁的女性 1278 例，发生率最高的前 3 位更年期症状是骨关节肌肉痛、疲乏和失眠，潮热及出汗占第 4 位；同年中国南方调查的 9939 例绝经女性的结果显示，前 3 位的绝经症状是失眠、骨关节肌肉痛和头晕，其中潮热的发生率并不高。2000 年，一项横断面研究调查了 41～60 岁中国农村与城市职业女性806 例，潮热的发生率城市为 47%，高于农村的 28%。2003 年，对中国香港 40～60 岁女性更年期症状发生情况的调查显示，骨关节肌肉痛占 56.6%，潮热、出汗分别为 23.3% 和 15.4%。2009 年，西班牙 45～65 岁的10 514 例绝经妇女的调查结果显示，潮热的发生率占首位，为 51.4%，其次为失眠（占 45.7%）和情绪异常激动（占 42.2%）。总之，对于不同地域、种族、文化背景的个体，潮热的发生率存在很大差异。潮热在绝经不同时期的发生率也不尽相同，更年期的发生率最高，绝经后次之，绝经前发生率最低。体重指数（body mass index，BMI）≥27 kg/m² 、吸烟、缺乏运动和社会经济条件差可以增加潮热发生的相对风险，环境温度也可影响潮热的发生。生活方式和社会因素也影响潮热、出汗的发生。另外，有些疾病如甲状腺功能亢进症（甲亢）、结核病等也会出现潮热、出汗，应及时就诊，寻求专业医生的鉴别和帮助。

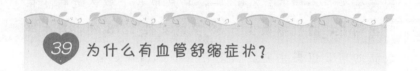

39 为什么有血管舒缩症状？

血管舒缩症状是更年期女性的典型症状。临床表现包括潮热、潮红和出汗。潮热的典型表现是突然发生的上半身发热，上述部位皮肤呈现弥漫性发红或片状发红，伴有出汗，由于汗液蒸发后带走了皮肤热量，又感到湿冷、畏寒，甚至寒战，偶尔颤抖。此表现忽来忽去，如潮水般，故称潮热，也有人称"轰热"。潮热的特点为突然发作、时间短促，严重者频繁发作，每天发作几十次，持续十几分钟。潮热发作的持续时间一般一次可持续数秒至数分钟，持续时间长短不等。潮热发作的程度也不相同，可以是稍感微热，微有汗出，也可以是燥热难耐，大汗淋漓。潮热在夜间或黄昏发作较多，夜间发作被称为盗汗，也可在睡梦中发作被惊醒，导致睡眠中断，以致次日注意力不集中，记忆力下降。以上临床表现的出现也预示着更年期的来临。潮热及出汗多在更年期开始即出现，呈逐渐加重趋势，绝经后逐渐缓解，持续一段时间后自行消失。潮热发生时通常伴发心悸、烦躁、焦虑等。

40 多喝豆浆、多休息是否可以减少更年期潮热、出汗？

众所周知，更年期潮热、出汗的基础是雌激素水平低下，就病因治疗而言，激素治疗应该是最有效的。除此之外，良好的生活方式是缓解潮热、出汗的有效方法，戒烟也非常重要，除能缓解潮热之外，还能得到许多其他益处。平衡而清淡的饮食，有助于平稳血压，减少高脂血症的发病风险。有些食物如豆制品，因含有大豆异黄酮，对潮热、出汗也有一定的改善作用，但大豆异黄酮的雌激素活性很低，有效性及安全性有待进一步证实。另外，还有一些中草药也有一定的临床疗效。英国皇家妇产科医师学会、北美更年期学会指出，有氧运动、规律锻炼是缓解轻中度潮热的有效方法。体育锻炼改善更年期症状的可能机制在于稳定体温调节中枢，使外周血管收缩舒张功能稳定、协调骨骼肌。保持居室通风、凉爽，穿着易于穿脱、多层棉质的衣服，既可以吸汗，又可以及时散热。性激素治疗至今仍是最有效缓解潮热、出汗的药物治疗方法，已有大量循证医学证据证实，其可使身体全面获益，提高女性晚年生活质量。

第七节　精神神经系统症状

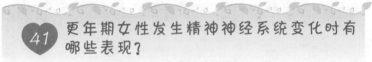

41 更年期女性发生精神神经系统变化时有哪些表现？

更年期女性精神神经系统变化的表现分为三大类。

（1）情绪障碍：分为 2 种类型。一种是抑郁型，主要表现为情绪低落、思维联想缓慢、精神运动性迟滞、自我评价降低、食欲缺乏，严重者对外界冷淡、丧失情绪反应，甚至发展成为严重的抑郁性神经症。另外一种是兴奋型，表现为情绪烦躁、易激动、失眠、注意力不集中、多言多语、大声哭闹等神经样症状。

（2）睡眠障碍：主要表现为入睡困难、失眠、夜间频繁觉醒（包括噩梦、夜惊）、晨间早醒、醒后无法再入睡、嗜睡及打鼾等。长期的睡眠障碍会导致人们的生理、心理健康受损，增加中老年女性冠心病周期性发作的危险，加重与年龄有关的慢性疾病的严重程度。

（3）认知障碍：绝经后女性有不同程度的认知功能改变，如记忆力不集中、记忆力减退等，不同个体表现差异很大。轻度认知功能障碍是指有记忆障碍和（或）其他认知功能障碍，但个体的日常生活和工作不受影响，是介于正常老化和痴呆之间的一种临床状态。阿尔茨海默病就是人们俗称的早老性痴呆，以记忆障碍、失语、失用、失认和执行等认知功能障碍为特征，同时伴有精神行为异常和明显的社会生活功能减退。

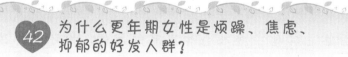

42 为什么更年期女性是烦躁、焦虑、抑郁的好发人群？

随着人类社会的进步、生活节奏的加快、工作强度的增加及社会竞争的日益激烈，人们的精神压力越来越大，焦虑、抑郁等精神神经系统症状的发生率逐年增加。由于围绝经期性激素分泌水平的变化可能会引起情绪紊乱，有15％～50％的围绝经期和绝经后女性会出现焦虑、抑郁等精神神经系统症状。

尽管目前对绝经期女性焦虑、抑郁等精神神经系统症状发生风险增加的机制尚不清楚，但有学者报道，可能和这一时期特有的激素水平波动有关。绝经过渡期是指卵巢功能从正常走向衰退的过程。在绝经过渡期早期，卵巢抑制素分泌减少，使垂体促性腺激素分泌增加，雌激素分泌正常或代偿性升高；在绝经过渡期晚期，卵泡耗竭，体内雌激素降低，月经周期延长直至绝经。雌激素可影响神经元生长、突触形成及神经生长因子的作用，调节多巴胺、5-羟色胺等许多神经传导系统，从而影响大脑功能。因此，雌激素的撤退有可能是更年期女性产生精神神经系统症状的主要原因。

血管舒缩症状（潮热、出汗）是更年期的主要症状之一，也是发生精神神经系统症状的主要危险因素。除了激素水平改变和更年期症状的困扰外，围绝经期女性还面临着其他一些社会和家庭的问题，如环境的改变（退休）和工作压力加大（担任单位的负责人等）、生活的压力（上有长辈需要照顾、下有子女需要关心）、"空巢"现象（子女成年后离开家庭）、健康问题、婚姻的变化、亲人的丧失等都有可能影响情绪，产生一系列相关的精神神经系统症状。综上所述，绝经女性是焦虑、抑郁的高发人群，更年期症状常伴有精神神经系统症状。

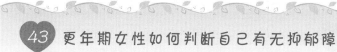

43 更年期女性如何判断自己有无抑郁障碍?

在焦虑、抑郁等精神神经系统症状中，抑郁是一种临床常见的心理障碍。抑郁以情绪低落为主要特征，表现为闷闷不乐或悲痛欲绝，且持续至少 2 周，另外还需要伴有以下症状中的 4 项。

（1）对日常生活丧失兴趣，无愉快感。

（2）精力明显减退，出现无原因的持续疲乏感。

（3）精神运动性迟滞。

（4）自我评价过低，或自责，或有内疚感。

（5）联想困难，自觉思考能力下降。

（6）反复出现自杀念头。

（7）失眠、早醒或睡眠过多。

（8）食欲缺乏，体重明显减轻。

（9）性欲明显减退。

如果具有以上症状中的 4 项并持续 2 周以上，即可基于症状诊断抑郁障碍。但需特别注意的是，患者有无抑郁障碍的核心症状，即情绪低落、精力疲乏和持续性疲乏。

44 更年期女性焦虑症有哪些表现？

经常可以看到一些更年期女性会因为某件事而表现得心烦意乱、坐卧不安，有的女性甚至为某些小事提心吊胆、恐惧不安。心理学上将这种现象称为"焦虑症"。生活中，每个人都会有焦虑的情绪，但是焦虑持续的时间却不一样。患有焦虑症的人会长时间陷入失眠、多梦、情绪低落的状态中。如果焦虑症患者的这种现象长期持续，就有可能会危及身心健康。更年期女性的焦虑症状主要体现在以下方面。

（1）性格情感改变：表现为敏感、猜疑、对自己的健康关注过多、自私、急躁易怒、唠叨、消极厌世或封闭自己。

（2）睡眠障碍：表现为睡眠质量差、入睡困难、睡眠时间少、多梦、易惊醒或早醒。

（3）消化道症状：表现为嗳气或呃逆、腹胀、腹泻、便秘、胸骨后疼痛及灼热感。

（4）呼吸循环系统症状：心悸、气短、呼吸困难、过度换气、胸闷、窒息感及压榨感。

（5）泌尿系统症状：尿频、尿急、尿痛或少尿、多尿。

（6）精神神经症状：时有肢体震颤或麻木、头痛眩晕、心烦意乱、担心失控或有濒死恐惧。

另外，有的患者伴有人格解体、现实解体，其症状表现为发作突然、无先兆，数分钟达到高峰，持续时间短，其间无意识障碍，事后能清楚回忆发作经过。其发生与遗传因素、生化因素、神经解剖及社会心理因素有关。

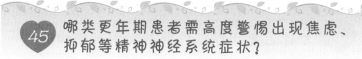

45 哪类更年期患者需高度警惕出现焦虑、抑郁等精神神经系统症状？

围绝经期及绝经后处于激素水平波动阶段，更年期症状常伴有精神神经系统症状，其中焦虑和抑郁较为多见。但医生和患者双方往往都缺乏对焦虑、抑郁等精神神经系统症状的认识，可能影响对这些症状的及时发现与治疗。

那么更年期女性哪些表现可能与焦虑、抑郁有关呢？第一，是经常感到全身不适，但又说不清具体在哪一部位，或不适部位总在不断变化。还有多系统症状同时出现的女性。例如，神经系统有失眠、多梦、头痛等；心血管系统有胸闷、胸痛、心慌等；消化系统有食欲缺乏、腹胀、腹泻、便秘、吞咽梗阻感等。这些患者进行各种临床检查后均没有发现器质性病变，却仍然不厌其烦地要求反复检查，过分关心自己的病情，并曾经使用过各种常规治疗药物，但效果均不明显。第二，是那些经常抱怨躯体各种慢性疼痛，或工作压力大，或生活中有不良事件（如婚姻破裂、亲人去世、退休、失业等）出现的女性，以及患有慢性疾病（如脑卒中、心血管疾病、恶性肿瘤、糖尿病等或以前有焦虑、抑郁发作史）的女性。

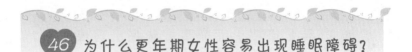

46 为什么更年期女性容易出现睡眠障碍？

更年期女性的睡眠障碍相当常见，其原因主要有以下 6 个方面。

（1）雌激素水平降低：女性进入围绝经期后雌激素水平表现为波动式下降，直到绝经后期呈持续低水平状态。雌激素对睡眠相关脑区的神经递质均有调节作用。当雌激素水平降低时，昼夜节律发生变化，可能出现失眠和睡眠中断。

（2）血管舒缩变化：围绝经期由于雌激素水平降低，可引起血管舒缩症状（出血、潮热和盗汗）。潮热和盗汗可引起入睡困难、容易早醒等，是中年女性失眠的主要因素。

（3）情绪障碍：抑郁、焦虑情绪可致失眠或早醒等睡眠障碍，而睡眠障碍本身也是抑郁和焦虑患者常见的躯体症状。90%以上的抑郁患者均存在睡眠障碍。严重的失眠使患者就寝时过分担心，紧张、焦虑更加明显，因而常常陷入一种恶性循环。

（4）骨质疏松症状：围绝经期女性由于骨量丢失加快，可出现骨质疏松症状，夜晚常由于腰椎、颈椎、四肢骨关节及肌肉疼痛等而影响睡眠。

（5）社会心理因素：围绝经期女性虽然在各方面已趋于成熟稳定，但不良生活事件也可能相应增多，如父母亲高龄体弱、患病或相继去世；子女长大成人，面临就学、就业、婚姻等；退休或失业，离别同事、好友的困扰等。这些问题将增加围绝经期女性的精神和心理负担，影响入睡和睡眠质量。

（6）遗传：一些严重的睡眠疾病可能有家族遗传因素。

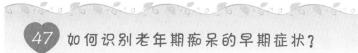

47 如何识别老年期痴呆的早期症状？

轻度老年期痴呆的主要表现是记忆障碍。首先出现的是近事记忆减退；随着病情的发展，可出现远期记忆减退，还会出现人格方面的障碍。可以分为早、中、晚期。

早期表现一般是忘性大，通常也能进行正常的社会交往，所以经常不被患者及其家属注意。此时老年人突出的症状是记忆（尤其是近期记忆）障碍，患者总爱忘记刚发生过的事情，而对以前陈芝麻烂谷子的事却记得颇清楚。家属有时还会误认为患者记忆力不错。具体表现如下。

（1）忘记熟人的名字。走在街上，明明是熟人却叫不出对方的名字。

（2）词不达意，唠里唠叨。本来想表达一种意思，说出来却是另外一种意思，对一件事总是反复不停地说。

（3）随做随忘，丢三落四。做菜时已放过盐了，却不知道放过没有；明明锁了门出去，半路上却又觉得门没锁；上街去买菜，忘了拿篮子或钱；本来去接孙子另顺带买瓶醋，孙子接回来了醋却没有买。

（4）多疑猜忌。自己的东西找不到了，总怀疑被别人偷了。

（5）计算力下降。上街买菜，挺简单的账算起来很费力，甚至根本不会算了。

（6）情感冷漠。对什么事都不感兴趣，甚至对过去很感兴趣的事情也觉得索然寡味。

中期表现为远期记忆和近期记忆都明显受损，如忘记用了多年的电话号码，记不住自己哪年结婚。有些老年人表现出明显的性格和行为改变，如以前脾气温和、为人宽厚，现在变得脾气暴躁、心胸狭小；以前脾气很坏，现在却特别听话。多数患者表现为对周围的事情不感兴趣，缺乏热情，不能完成已经习惯了的工作。有些患者表现为不安，如无目的地在室内走来走去，或半夜起床到处乱摸，开门、关门、搬东西等。有些患者走得稍远一点就有可能迷路，有的甚至在很熟悉的环境中迷路。

到晚期，患者不认识周围环境，不知年月和季节，算10以内的加减法都有困难，日常生活需要照护，最多只能记起自己或配偶等一两个人的名字。

第八节　肌肉关节症状

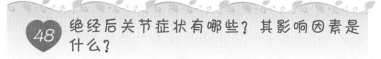

48 绝经后关节症状有哪些？其影响因素是什么？

绝经后关节症状主要表现为肩、膝、腰骶关节和手指等部位的疼痛。有研究报道，绝经后女性50%有关节问题，是绝经后女性最常见的症状之一。绝经后关节症状的常见原因是骨关节炎，在50岁以前，男性患病明显高于女性，50岁以后女性的患病明显增加，髋关节炎患病率明显高于男性。骨关节炎不同于风湿和细菌引起的炎症，是一种进行性发展的、不可逆的、关节软骨退行性变引起的慢性关节疾病，主要病变是关节软骨的退行性变和继发性骨质增生，主要表现为关节的疼痛和关节畸形，又称退行性关节炎、增生性关节炎、肥大性关节炎。发生于更年期者称为更年期骨关节炎。骨关节炎原发病损为关节软骨的退行性变，表现为软骨软化、糜烂、骨端暴露、关节面边缘形成唇样增生、形成骨刺或骨赘，最后引起滑膜、关节囊及肌肉改变，使关节的功能受到影响。关节炎起病缓慢，常累及负重大的关节，易受累的关节为髋关节、膝关节、腕关节和椎关节。主要症状是关节酸痛及休息痛，多发生在晨起或久坐之后，活动后疼痛减轻，但活动过多时因关节的摩擦又会再次出现疼痛。关节疼痛还与气候有关，在寒冷及潮湿气候时病情可加重；另外一组症状是关节僵硬、肿胀或活动不便，关节活动时可有摩擦等响声。这些关节症状不会置人于死地，但使人疼痛难忍、行动不便，严重者活动受限、关节畸形、功能障碍、劳动和生活能力下降，甚至肢体残废。这些症状可影响和威胁绝经后女性的生活质量、心身健康和工作。

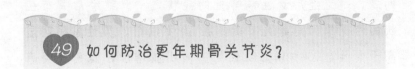

49 如何防治更年期骨关节炎？

更年期骨关节炎的表现既可能是持续的，也可能是间断的，疾病的进展也不完全一致，多数情况下退行性关节病在临床上是隐匿性的，症状的出现取决于受累关节的数目、疾病持续的时间、疾病的严重程度及患者的耐受程度等。处在更年期的女性，当出现关节系列症状时，应想到更年期骨关节炎，及时到医院进行全面的检查，以明确诊断及疾病所处的阶段，并采取不同的治疗方法。骨关节炎的自然病程一般是不可逆转的，也无治疗的特效药物，但可通过恰当的治疗来解除疼痛，改善关节功能，增加关节的稳定性，防止或减轻病变的进一步发展。根据职业特点，改变不合理的劳动姿势，减轻笨重的体力劳动，同时注意天气变化。常用的治疗方法包括全身综合治疗、药物治疗、关节局部治疗、预防畸形和外科手术。应注意适当的休息和关节活动，最好的运动方式是游泳，水的浮力可以减少体重对关节的压力。关节局部治疗包括局部休息，减少站立和行走的时间及距离，应用拐杖、夹板及支撑带等；按摩及热敷也有助于减轻症状，防止肌肉的萎缩。临床上常用的药物包括以阿司匹林为代表的解热镇痛药或非甾体抗炎药及活血化瘀的中药，可减轻疼痛并有助于功能的恢复。对症状较轻者也可在关节腔内注射透明质酸钠或服用硫酸软骨素来改善软骨状况。经上述方法治疗后，多数患者的症状可减轻，阻止病变进一步发展和加重。当关节持续疼痛或出现畸形时，可采用手术治疗。手术的目的在于减轻关节的疼痛，矫正畸形，保留功能和关节的稳定性，恢复病情严重者的关节功能。

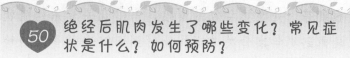

50 绝经后肌肉发生了哪些变化？常见症状是什么？如何预防？

绝经后肌肉症状主要表现为肩、颈、腰背部肌肉和肌腱疼痛，也可表现为肌肉痉挛。有研究报道，63％的绝经后女性出现或曾经出现不同部位的肌肉痉挛，多发生在小腿、足底部、腹部、肋缘部等。绝经后，随着卵巢性激素分泌水平的下降及缺乏，全身肌肉和脂肪成分可发生改变，约15％的骨骼肌肉量随着年龄丢失，导致肌肉的力量下降。在绝经后1～3年，大腿肌肉力量快速下降，下肢力量下降比上肢更明显。这种绝经后肌肉和脂肪成分的改变多与肌肉的表现有一定相关性，并可能影响骨骼的强度。骨骼的强度与肌肉有明显的相关性，绝经后骨骼、肌肉强度的减弱使骨骼受力和骨骼的应变力降低，引起骨量丢失。肌肉减少的原因还与不运动、蛋白质摄入不足和消耗失衡有关。维生素 D 在维持肌肉功能方面起一定作用。因此，适当运动，补充足够蛋白质、维生素 D 和钙，以及必要的绝经激素治疗，对肌肉症状的改善及相关疾病预防也有一定益处。

第九节　泌尿生殖系统症状

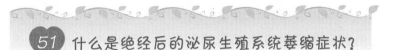

51 什么是绝经后的泌尿生殖系统萎缩症状？

　　王老师今年 56 岁了，绝经已经 5 年，3 年前开始感觉外阴阴道干燥、疼痛，近一年症状加重，甚至常有严重的阴部烧灼样疼痛，在行走和较长时间骑车时更加明显，同时伴有排尿不畅、尿频、尿急、尿不净等，严重时发展到不能行走。到医院就诊，医生说她是得了"萎缩性阴道炎"。

　　萎缩性阴道炎又称老年性阴道炎，主要发生于绝经后的中老年女性。据国外的临床研究报道，60 岁以上的女性中，萎缩性阴道炎的发生率为 48.0%，性交痛的发生率为 38.0%，萎缩性尿道炎的发生率为 29.2%，反复尿路感染发生率为 13.0%，其临床表现为尿频、尿急、夜尿多等。以上临床症状都严重地影响女性的生活质量。患者常主诉白带多，外阴不适、瘙痒或烧灼样痛，性交困难及性交痛，或伴有尿频、尿急等泌尿系统感染症状。妇科检查时常见有阴道充血或点片状出血，白带量多、稀薄脓性或血性白带；白带在显微镜下检查可见大量白细胞及底层细胞。也有些中老年女性除了有性交痛外，没有其他明显的不适，自觉阴道分泌物很少，内裤很干净，对于体检时诊断出的老年性阴道炎很不理解，认为自己很注意卫生，为什么会得阴道炎呢？

其实，萎缩性阴道炎（老年性阴道炎）得病的原因是绝经后体内雌激素水平下降造成的"泌尿生殖道萎缩症状"。阴道萎缩的症状包括阴道干涩、不适等。妇科检查、性交后都可能由于阴道黏膜变得菲薄而造成阴道局部的擦伤，同时由于阴道菌落的变化，阴道偏碱性，致病菌容易生长而造成了阴道感染的易感性增加。尿道黏膜的萎缩又会使到达膀胱的有害细菌增多，尿路感染的易感性增加，出现如排尿困难、尿急、尿痛、尿频、夜尿增多和尿频等症状。尿道黏膜、尿道周围结缔组织、周围血管和平滑肌细胞是维持尿道近端压力的重要因素，由于雌激素的缺乏而引起的这些部位的萎缩，将形成压力性尿失禁。膀胱黏膜的萎缩也会引起急迫性尿失禁。年龄越大、绝经越久，泌尿生殖道萎缩症状越明显。

52 为什么老年女性的阴道炎经常发作？

老年女性的阴道炎常被称为萎缩性阴道炎或老年性阴道炎，绝经在人体内引起最显著的生理改变就是卵巢萎缩导致的体内雌激素水平显著低落。雌激素水平的不断低落，使阴道上皮内的糖原含量减少，影响阴道内正常寄居的乳酸杆菌对上皮内糖原的利用，引起阴道酸碱度（pH值）的改变，使阴道内环境由弱酸性转变为中性或弱碱性，这种变化后的环境有利于条件致病菌的生长和繁殖，引起阴道炎。雌激素水平低落，还可使阴道黏膜出现萎缩、变薄等退行性改变，削弱了阴道的抗病能力，也为致病菌的入侵和繁殖提供了有利条件，从而容易发生萎缩性阴道炎。绝经时间较长者还会引起阴道黏膜下组织发生纤维化改变，组织纤维化的后果是阴道壁的弹性减退，甚至消失，进而导致阴道狭窄、阴道口缩小。阴道萎缩及炎症刺激，就会引起性交痛等不适。有的患者还可伴有尿频、尿痛、尿急等泌尿系统症状。

　　萎缩性阴道炎不同于中青年女性的阴道炎。对萎缩性阴道炎单纯给予纠正阴道酸碱度和抗感染药物的治疗，在治疗阶段有一定效果，疗程结束后又会复发，这是由于雌激素水平低下这一最根本的发病因素没有得到纠正，所以治疗期间症状的缓解、好转只能是暂时性的。要想从根本上解决问题，出路在于改变雌激素低下的状况，临床实践证明，只有补充适量的雌激素，才可获得较满意的治疗效果。

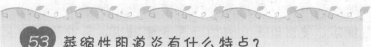

53 萎缩性阴道炎有什么特点？

萎缩性阴道炎的主要特点：第一，阴道分泌物增多，呈稀薄水状、淡黄色，如未及时治疗，可演变为局部组织坏死；严重者呈脓血性白带，有臭味。第二，外阴瘙痒或有灼热感，早期时会出现外阴发痒，如果没有及时治疗会逐渐感到灼热、触痛，因瘙痒抓破外阴而形成损伤，进一步引起一些其他的感染。萎缩性阴道炎的患者通常会有阴道灼热下坠感、小腹不适。第三，阴道黏膜萎缩，可伴有性交痛。原因依然是雌激素水平下降，使阴道黏膜萎缩，阴道内弹性组织减少，性生活时有可能损伤阴道黏膜及黏膜内血管，出现性交痛，同时在性生活时让细菌乘机侵入。炎症常可波及阴道前庭、尿道口周围黏膜和尿道，引起尿频、尿痛及尿失禁等症状。第四，妇科检查可见阴道黏膜呈萎缩性改变，皱襞消失，上皮菲薄而平滑，阴道黏膜充血，有小出血点，有时有表浅溃疡，溃疡面可与对侧粘连，检查时粘连可因分开导致出血。粘连严重时造成阴道狭窄甚至闭锁，炎性分泌物引流不畅时可形成阴道积脓或子宫腔积脓。

54 年龄大了，没有白带了，阴道很干涩，怎么回事？

白带是女性从阴道里流出来的一种带有黏性的白色液体，它是由前庭大腺、子宫颈腺体、子宫内膜的分泌物和阴道黏膜的渗出液、脱落的阴道上皮细胞混合而成的。白带的产生多与激素分泌有关，如雌激素及孕激素等。绝经前女性由于激素的周期性分泌，白带呈现不同形态，白带中含有乳酸杆菌、溶菌酶和抗体，故有抑制细菌生长的作用。性生活中，白带会增多，对阴道有润滑作用，便于进行性生活。由于骨盆底肌肉的作用，女性阴道口闭合，前后壁紧贴。白带中的水分使女性的阴道处于湿润状态，这种湿润环境能减少阴道前后壁之间的摩擦，保护阴道壁不受损伤。同时，这种湿润状态使女性的阴道润滑并富有弹性，有利于提高性生活的质量。绝经后的老年女性由于卵巢功能衰退，激素分泌急剧降低，阴道出现老年性改变，即上皮萎缩、皱襞消失、上皮变平滑。老年性阴道炎患者阴道黏膜萎缩，白带分泌减少甚至没有白带分泌，所以引起阴道干涩，甚至性交痛。

55 为什么绝经后女性易患尿路感染？

尿路（泌尿道）感染最常见的症状是尿频、尿急、尿痛、尿不适，不同的人严重程度不同，其发病率随年龄增长而增加。老年女性尿路感染症状多不典型，相当一部分患者仅是以腰骶部、下腹部不适、血尿及发热来就诊，这与老年女性反应迟钝和并存多种疾病有关。

老年女性容易发生尿路感染与其生理特点有关。女性体内雌激素对维持膀胱和尿道黏膜完整性、保持阴道内正常 pH 值具有重要的影响。绝经前女性由于有雌激素的作用，阴道呈酸性，对致病菌形成天然屏障，称之为阴道的自净作用。绝经后雌激素水平低落，阴道上皮萎缩，自净作用减弱，潜在的病原体在阴道及围尿道部位集中，使尿道易受到感染。并且，雌激素水平下降后，尿道和膀胱黏膜下组织萎缩、硬化、血管减少，使局部分泌的 IgA 减少，保护机制减弱，防止肛周细菌侵入的天然屏障已不复存在，病原体更易附于膀胱上，以致形成复发性尿路感染，导致绝经后女性出现反复下腹坠痛、尿急、尿频及尿痛等症状，即使经常服用抗炎药也无法控制尿路感染。

此外，老年女性由于自身综合能力下降，又易合并有心脑血管疾病、糖尿病、营养不良等基础疾病，免疫系统老化，防御功能下降，器官功能减退，易出现排尿不畅，都有利于细菌的生长和繁殖，容易导致感染。对于反复发作的尿路感染，需注意一些易感因素的存在，如妇科疾病、细菌的耐药性、尿路梗阻及机体的免疫力低下等。长期慢性尿路感染者，可使膀胱颈部、尿道周围慢性增生，加重排尿困难。临床上膀胱内残余尿量过多的老年女性再发尿路感染的可能性更大。老年女性若发生泌尿系统反复感染，采用雌激素阴道局部给药可明显减少尿路感染的发作次数，口服雌激素也可改善膀胱功能。

第十节　性功能

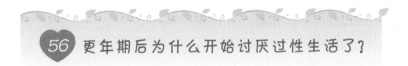

56　更年期后为什么开始讨厌过性生活了？

更年期女性由于绝经和年龄增大，性生活质量比年轻时有所下降。国内调查显示，更年期女性性欲下降或无性欲者约占 41.3%。农村更年期女性性欲下降或无性欲者约占 61.1%。国外的数据显示，65 岁以上的男性和女性在性生活的频率上都有所减少，但是并不像大众想象得那么少；60 岁以上的人中，50％～80％都有至少每月 1 次的性生活。更年期女性出现性生活不适的主要原因有生理原因和心理原因。生理原因是雌激素水平下降导致泌尿生殖道萎缩，包括子宫和阴道萎缩，阴道壁变薄、弹性变差，同时阴道分泌物减少，阴道干涩和弹性变差，阴道的润滑和血管收缩作用减弱，性生活时乳房和外阴的敏感性下降、舒适度下降，甚至出现性交痛。心理原因是指女性更年期后的情绪改变，由于绝经后雌激素水平下降，其他一些神经兴奋物质（如 β 内啡肽等）的分泌也减少，雄激素（如睾酮）水平也出现下降，会导致性欲减退、性反应下降，进而出现精神疲惫、抑郁、性欲减退和疲乏，性生活频率下降。更年期女性由于大、小阴唇体积萎缩，血管分布减少，性激发及性唤醒较慢，同时阴道润滑液稀少，也容易在性生活时，使配偶无性兴趣而中断，且因为阴道变僵、狭窄和干燥，性生活给自己带来的只有疼痛。此外，社会文化氛围对性行为有重要作用。许多人认为，"性"是属于年轻人的概念，这使她们因为有性的欲望而感到不好意思。性交痛的原因是阴道萎缩和干涩，所以女性绝经后可以在医生指导下使用雌激素，以增加阴道上皮的厚度和弹性，使阴道分泌物增多，减轻或消除性交痛。绝经后性生活不适是多因素引起的，光靠补充雌激素来治疗只能缓解生理原因，不能完全改善心理原因。研究表明，女性绝经后保持规律、健康的性生活，对身体健康、精神愉快、家庭和睦及预防泌尿生殖道萎缩都具有重要意义。

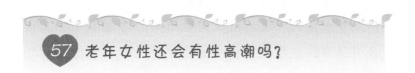

57 老年女性还会有性高潮吗?

女性绝经后常会有性交困难和性交痛，但很多女性却羞于就诊。女性绝经后由于雌激素水平下降，常发生阴道口狭窄、阴道萎缩、阴道黏膜上皮萎缩、阴道分泌物减少，所以会出现性交困难、性交痛、阴道干涩及没有性高潮。

对于男性来说，中年并没有一个像女性绝经一样会影响生理过程的事件，但是随着年龄的增长，睾酮水平会逐渐降低（每年下降 1%～2%），男性也会体验到身体功能的重要改变。勃起更困难，持续时间变短，需要更多的刺激来维持，而男性的不应期也会从数小时延长至数日。除去自然生理原因，患有糖尿病及其神经病变、周围神经病变及行动不便、心肺功能下降等均可能会导致性生活的不适；服用药物如降压药、抗抑郁药等都可能会导致性欲减退、性生活受影响。对于自身形象的信心也会影响性欲，如手术瘢痕、造瘘袋，以及恐惧性交过程中可能发生的尿失禁。

绝经后性生活障碍是多因素引起的，单纯依靠补充雌激素来治疗只能缓解患者的生理原因，而不能使她们的心理原因得到改善。老年男性可能会以为勃起功能障碍是性功能障碍，女性可能会误以为阴道干涩是自己并不想要性生活的表现。对相关知识进行了解需要夫妻双方共同努力。绝经前保持规律性生活的女性，绝经后仍可保持良好的性适应，甚至 60 岁以后仍然如此。这说明绝经期的到来不是性生活的终结。同时可以在医生指导下使用性激素。性交痛的原因是阴道萎缩和干涩，所以绝经后女性可以在医生的指导下使用雌激素，以增加阴道上皮的厚度和弹性，增加阴道分泌物，减轻或消除性交痛。在国外，医生推荐性欲低下的绝经后女性选用有雄激素活性的性激素类药物——替勃龙来改善性欲。

了解这些生理和心理必然的改变，能有效减少对绝经后和老年性活动的恐惧，以更好地适应。例如，与其对于绝经后的变化过于恐惧，不如坦然接受，而且更有不再考虑避孕问题的轻松，也不再担心意外妊娠。对于男性来说，与其单纯注重性生活的时间和过程，不如将注意力放在性生活的前戏如愉悦的亲密接触上。情感交流到位的夫妻可以调节性生活，性生活的质量甚至可比从前更好。

58 老年女性是否不再适合过性生活了？

很多女性在步入中年后，性欲明显下降，阴道分泌物减少。尤其是绝经后更觉得自己的精力大不如前，对什么事情都打不起精神，每当丈夫要与自己亲热时，都有一种发自内心的冷淡和反感。虽然丈夫百般体贴，仍然提不起精神，而且由于阴道变得僵硬、狭窄、干燥，使得性生活非常困难和痛苦。看到丈夫失望的眼光，再回忆以前夫妻之间的美好时光，很多女性都非常困惑，想想孩子都长大了，能有更多的时间关照自己，照顾丈夫，为什么自己会出现这种情况？是不是女性进入更年期后就不该有性生活了？

据国外报道，70岁以上的欧洲女性中，半数多的人仍然对性生活感兴趣，而且研究显示，绝经后女性保持规律、健康的性生活对身体健康、精神愉快、家庭和睦及预防泌尿生殖道萎缩都有重要意义。并且，妇女由于生殖器官的退化所引起的性生活障碍，完全可以用药物治疗来改善。所以绝经后女性并不是不适合过性生活。少数女性还会出现性欲增强，称为"第二次蜜月"。

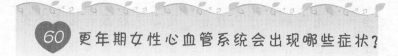

59 如何缓解性交痛？

性交痛的原因是阴道的萎缩和干涩，所以绝经后女性可以在医生的推荐下全身或阴道局部使用雌激素，以增加阴道上皮的厚度和弹性，同时可以增加阴道分泌物，减轻或消除性交痛。女性的性欲还和体内的雄激素水平有关，在国外，医生推荐性欲低下的绝经后女性在使用雌激素的同时使用低剂量的雄激素，可以很好地增强性欲，而选择有雄激素活性的药物——替勃龙，对性欲的改善要优于单纯的雌激素治疗。

绝经后女性可使用润滑剂缓解阴道干燥吗？答案是肯定的，用于阴道萎缩症状的润滑剂大致为水溶性基质，主要于性交时缓解阴道的干燥，可以在药店买到。

第十一节 心血管系统

60 更年期女性心血管系统会出现哪些症状？

更年期女性会出现的心血管系统症状主要有血管舒

缩症状、更年期假性心绞痛、更年期高血压等。

（1）血管舒缩症状：潮热、盗汗是女性进入更年期后最常出现的临床表现。自然绝经者潮热的发生率一般在50%以上，持续时间因人而异，大多数持续1～2年，25%的女性将持续4～5年或更长时间。潮热发生的严重程度和频率在白天或晚上也会有不同，一般白天表现为潮热，夜间多为盗汗。很多女性会因为夜间频发盗汗而影响睡眠，造成睡眠障碍。女性更年期血管舒缩症状是由于雌激素水平波动性下降引起的，被认为与神经内分泌系统功能失调相关。

（2）更年期假性心绞痛：女性进入更年期后，常会出现类似于心血管系统的症状，如心悸、胸闷、心前区不适等。有些人感觉剧烈胸痛，并伴随胸闷、呼吸不畅、心跳加快，常需要大口喘气才感觉舒服些；有些人发作时心悸症状非常明显，即突然出现在胸前区的心跳重而快的感觉，症状类似冠心病心绞痛，临床上称之为"更年期假性心绞痛"。这是由于内分泌的改变使心脏自主神经系统活跃，心血管调节功能发生失调所致。

（3）更年期高血压：高血压也是更年期常见的一种症状。更年期女性内分泌失调，自主神经功能失调，导致情绪不稳定、睡眠不好、烦躁不安等，从而引发血压波动，称为"更年期高血压"。更年期高血压一般表现为收缩压上升，舒张压改变较少或没有改变，血压波动明显，但眼底、心脏和肾没有受损表现。症状常有多变性，有时可伴有眩晕、头痛、耳鸣、眼花、四肢水肿等。

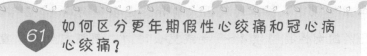

61 如何区分更年期假性心绞痛和冠心病心绞痛？

更年期假性心绞痛的发生，是由于卵巢功能衰退、体内雌激素水平下降、自主神经功能失调，使血管运动神经功能失调所致；而冠心病心绞痛是冠状动脉供血不足，心肌暂时缺血、缺氧引起的发作性心前区疼痛。前者主要为心血管系统的功能性改变，后者则是心脏的器质性病变。

更年期女性假性心绞痛的主要特点为：①发生在更年期，以往无心脏病史，多在绝经期前就出现症状，绝经后 1～2 年是症状的高峰期，表现严重，其后可逐渐减轻。②症状发作常与情绪、精神有关，与体力活动及暴饮暴食无关，患者主观感觉多，症状多，但客观检查阳性体征少。③发作时患者常有心前区闷压感，疼痛较局限且表浅，有时疼痛部位不固定，呈针刺样痛或持续隐痛，历时 1～2 秒或持续几小时、几天，甚至连续疼痛数周，做深长叹气样呼吸后可稍微缓解，含服硝酸甘油常无法缓解。心率正常而有心悸感，心电图检查正常，有时可有 ST 段压低现象。④常伴更年期的其他症状，如潮热多汗、失眠多梦、烦躁不安、疲乏无力、头痛头晕、情绪波动等。⑤从病史及其他各种检查中都找不出器质性心脏病的证据，且使用绝经激素（包括雌激素、孕激素）治疗后，可于1周内见效。由于这一类的心血管系统症状和体征多由神经及内分泌系统功能失调所致，是生理性的、可逆的，随着绝经时间的延长，各种症状和体征大多逐渐消失。

冠心病心绞痛的典型发作常在体力劳累、情绪激动、受寒、饱食、吸烟时发生，表现为突然发作的压榨性疼痛或窒息性疼痛，位于胸骨后部，可放射至左肩、左上肢内侧，达环指与小指，往往迫使患者立即停止活动，疼痛持续3～5分钟，休息或含用硝酸甘油后1～2分钟内消失。心绞痛发作时做心电图检查，可出现特征性改变，行冠状动脉造影可以确诊。

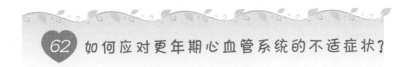

62　如何应对更年期心血管系统的不适症状？

绝经激素治疗是缓解更年期血管舒缩症状最有效的方法，并能明显改善胸闷、心悸等因自主神经功能失调导致的心血管系统的不适症状。有研究认为，更年期时潮热、出汗越严重，将来出现冠心病等心血管疾病的风险就越大，雌激素在改善绝经症状的同时可调节血脂代谢，有利于预防心血管疾病，所以及时治疗绝经症状对减少将来心血管疾病的发病风险有好处。处于更年期的女性要有良好的心态，精神上不要过于紧张，症状严重时需在医生的指导下进行必要的治疗，症状会很快得到缓解。除了给予必要的性激素治疗、心理治疗之外，还应注意日常的合理营养和平衡膳食。应补充优质蛋白质，合理补充维生素、微量元素和纤维素，戒烟限酒，清淡饮食，维持理想体重。

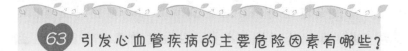

63 引发心血管疾病的主要危险因素有哪些?

引发心血管疾病的危险因素分为不可改变和可改变两大类。不可改变的心血管疾病发病危险因素包括年龄、性别和家族史。可改变的因素包括高血压、高血脂、糖尿病或糖耐量减低、肥胖、吸烟、久坐少动等。

(1) 不可改变因素

1) 年龄和性别：女性始发心血管疾病的年龄大约比男性晚 10 年。虽然心血管疾病在绝经前女性中很罕见，但在 45～54 岁（即绝经年龄）后发生率显著升高。心血管疾病的发病风险具有性别和年龄的差异现象，因此，绝经被认为是女性患心血管疾病的一个突出危险因素。

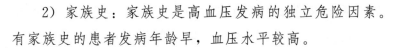

2）家族史：家族史是高血压发病的独立危险因素。有家族史的患者发病年龄早，血压水平较高。

（2）可改变因素

1）高血压：高血压是最重要、最常见、可纠正的危险因素，女性高血压的发病率随年龄的增长而明显增加，绝经前女性高血压的发病率明显低于同龄男性，但在绝经后明显升高。若同时伴有血脂异常、吸烟、肥胖、糖尿病等，则更增加发生高血压的风险。

2）高血脂：绝经将导致女性血脂谱发生变化，即甘油三酯、胆固醇、低密度脂蛋白、a-脂蛋白升高，高密度脂蛋白下降。高胆固醇是心肌梗死显著的危险因素，并随年龄的增长而增加。血清高密度脂蛋白水平与心血管疾病的发病率呈负相关，女性高密度脂蛋白的降低使冠心病的发病率升高。

3）糖尿病或糖耐量减低：无论男女，糖尿病的发病率均随年龄的增长而急剧上升，并极大地增加了心血管疾病的发病危险。糖尿病对女性的危险性更大，因为女性糖尿病患者比男性更可能增加心肌梗死的死亡率。需要注意的是，如果只是餐后血糖升高，血糖在$10\sim11$ mmol/L 的个体心血管疾病死亡的危险也与糖尿病患者相仿，因此，糖耐量减低者也需要警惕。

4）肥胖：肥胖是发生心血管疾病的高风险因素，并随体重指数的增加而增加。绝经后女性在绝经的第1

年容易体重增加，体内脂肪倾向于向心性分布，即腰腹部的脂肪堆积明显。腰围＞88 cm 的女性更容易患心血管疾病。体重增加、胰岛素抵抗和高血压是相互关联的。

5）吸烟：吸烟被确认为是心血管疾病的一项重要危险因素。即使每天只吸几支烟，这种危险仍然存在。吸烟加重心脑血管的动脉粥样硬化程度，与非吸烟者相比，吸烟者发生急性非致死性心肌梗死的风险增加 3 倍，并与吸烟量的多少成正比。而且，被动吸烟也会明显增加心血管疾病的发病风险，被动吸烟者发生心血管疾病的风险比不吸烟者增加 30%。

6）久坐少动：静坐少动的生活方式在中年女性中常见，而体力活动少是公认的心血管疾病的致病因素，增加体育锻炼能有效降低心血管疾病及脑卒中的相对危险度。

64 绝经会增加女性心血管疾病的发生率吗？

人类冠心病的发病风险有明显的性别差异。与同年龄的男性相比，绝经前女性冠心病的发病危险性远低于男性，但是这种性别优势随着年龄的增加，尤其是绝经的发生而逐渐消失。在 10～30 岁，男性患冠心病的危险性是女性的 2～3 倍，并一直维持至 40～50 岁；女性在距离平均绝经年龄 50 岁以后的 10 年，即 60 岁时，冠心病的发病率迅速上升，70 岁时与男性相近，80 岁时高于男性。冠心病发病的这种性别和年龄的差异现象，提示在年轻女性中，可能存在心血管系统的保护因子，由于女性多在 50 岁左右绝经，绝经后雌激素水平显著下降，因而在女性中导致冠心病发病风险增高的因素可能就是雌激素。绝经被认为是女性患心血管疾病的一个突出危险因素，绝经后女性心血管疾病的发病风险显著增加。

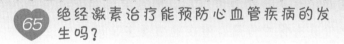

65 绝经激素治疗能预防心血管疾病的发生吗？

雌激素是女性生理功能的保护伞。除作用于生殖器官和乳腺外，雌激素还作用于骨骼、肌肉、心脑血管系统等，几乎全身所有组织都有雌激素受体，雌激素对全身各器官都有生理作用。对于心血管系统，雌激素可以通过对脂代谢的良性作用改善心血管功能并抑制动脉粥样硬化。因此，在围绝经期，绝经激素治疗具有保护心血管的作用，能有效降低心血管疾病的发病率。

绝经激素治疗具有和绝经年龄相关的"窗口期"效应。在绝经前期，当心血管病变还处于初始阶段时，如果及时使用雌激素治疗，可以有效地延缓甚至逆转心血管病变的进展，预防附壁血栓的形成，达到预防疾病、改善生活质量的目的；而当女性进入绝经后期，心血管病变已经进入较为严重的程度，已经发生动脉粥样硬化斑块，形成附壁血栓，有病变的动脉则已无益可获，补充雌激素将不能逆转这种病理改变，并且在使用绝经激素治疗后，由于血管扩张、炎性反应及血管壁的软化等作用，反而可能造成动脉粥样硬化斑块的脱落，引发栓塞，增加心血管疾病死亡的危险性。

因此，绝经激素治疗对降低女性心血管疾病发病风险的益处与使用的年龄密切相关。对于大多数女性，如果在绝经激素治疗的窗口期，即围绝经期开始使用，对心血管具有保护作用，潜在的益处多，风险小。

第二章
更年期对女性疾病谱的影响

第一节　脂　代　谢

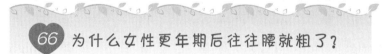

66 为什么女性更年期后往往腰就粗了？

　　保持理想的体重和苗条的身材是每位女性追求的目标，为此，很多女性拼命节食减肥，但随着年龄的增长，无论怎么努力，体重还是在逐渐增加，体型从"梨形"向"苹果形"发展。体型的改变其实和女性体内的雌激素含量有很大关系。影响女性体重和体型的重要因素是脂肪细胞的数目和体积及皮下脂肪的厚薄。青春期和育龄期是女性雌激素分泌旺盛的时期，高水平的雌激素对脂肪细胞的数目和体积有明显调节作用，同时使得皮下脂肪主要分布在臀部和大腿，从而使年轻女性能拥有"梨形"的完美身材。而随着更年期的到来，女性卵巢功能逐渐衰退，体内雌激素水平降低，使得体内脂肪含量增加，脂肪细胞体积增大，同时皮下脂肪分布发生改变，脂肪逐渐向上半身移行，在腹部堆积，臀部脂肪逐渐减少，使得女人的腰围渐渐变粗，呈现中年发福的"苹果形"身材。

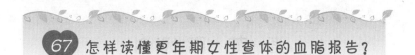

67 怎样读懂更年期女性查体的血脂报告？

目前，临床上常用的血脂化验项目主要指标有：总胆固醇（total cholesterol，TC）、甘油三酯（triglyceride，TG）、高密度脂蛋白胆固醇（high density lipoprotein-cholesterol，HDL-C）、低密度脂蛋白胆固醇（low density lipoprotein-cholesterol，LDL-C）等。女性进入更年期后，血脂谱会发生一些变化。例如，血浆 TC、LDL-C、TG 升高，HDL-C 降低等。

（1）TC：指血液中所有脂蛋白所含胆固醇的总和。TC 升高可见于高脂血症、动脉粥样硬化、糖尿病、肾病综合征、甲状腺功能减退症、胆总管阻塞等；TC 降低可见于各种低脂蛋白血症、贫血、甲状腺功能亢进症、肝疾病、严重感染、恶性肿瘤晚期、营养吸收不良等。

（2）TG：临床上测定的 TG 是血浆中各脂蛋白所含

甘油三酯的总和。TG 是人体的脂肪部分，皮下脂肪就是由甘油三酯所蓄积而成的。TG 升高容易引起动脉粥样硬化、糖尿病、肥胖、高脂血症等，是心血管疾病的危险因素之一。TG 过低可见于营养不良、慢性阻塞性肺疾病、脑梗死等。

（3）HDL-C：对于人体是有益的"好胆固醇"，它可以运载周围组织中的胆固醇，再转化为胆汁酸或直接通过胆汁从肠道排出，所以是一种抗动脉硬化的血浆脂蛋白。HDL-C 升高被认为是冠心病的保护因子之一，能延缓动脉粥样硬化的发展。HDL-C 偏低大多由不良的生活习惯所致，故患者要从调整生活习惯入手，做到饮食健康合理，坚持运动，戒烟限酒，必要时在医生的指导下使用药物。

（4）LDL-C：LDL-C 过量时，它携带的胆固醇可以积聚在动脉壁上，引起动脉粥样硬化，故被认为是"坏胆固醇"。LDC-C 升高是动脉粥样硬化的主要脂质危险因素，可以作为评估冠心病及动脉粥样硬化危险性的指标。LDL-C 的高低与日常饮食及生活习惯有很大关系，饮食不合理、运动少、肥胖，或压力过大、心情郁闷往往会引发 LDL-C 升高，反之，摄入脂肪过低、过度减肥可能造成 LDL-C 降低。

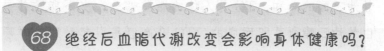

68 绝经后血脂代谢改变会影响身体健康吗?

女性绝经后,随着雌激素水平的降低,血脂谱会逐渐发生变化。例如,血浆 TC、LDL-C、TG 升高,HDL-C 降低等,这些均是心血管疾病的重要危险因素。

(1) TC 和 LDL-C:绝经前女性血浆 TC 和 LDL-C 浓度均低于男性,随着年龄的增长其浓度逐渐增加,绝经后迅速升高。绝经后女性 60 岁时,血液中引起动脉粥样硬化的脂质浓度明显高于男性。随着机体的老化,体重、血压、血糖的改变尽管重要,但并不认为与 TC 的升高速度一样重要。女性血浆 TC 浓度与心血管疾病的发病风险密切相关,这是女性和男性之间实质性差异的所在。

(2) TG:女性绝经后与绝经前相比,血清 TG 明显升高。当 TG 为 5.2～10.4 mmol/L(200～400 mg/dl)时被认为是临界性升高,当 TG 浓度≥10.4 mmol/L(400 mg/dl)和 HDL-C≤1.3 mmol/L(50 mg/dl)时,心脏病的发病率明显增加。

(3) HDL-C:这是公认的抗动脉粥样硬化的血浆脂蛋白。成年期女性 HDL-C 平均浓度为 1.43～1.56 mmol/L(55～60 mg/dl),约高于男性 0.26 mmol/

L（10 mg/dl），绝经后逐渐下降。研究认为，HDL-C
每降低 0.26 mmol/L（10 mg/dl），发生冠心病的危险
性增加 40%～50%。

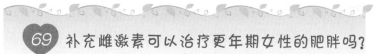

69 补充雌激素可以治疗更年期女性的肥胖吗？

更年期和绝经后女性会出现卵巢功能减退、体重增
加及"苹果型"肥胖，但保持正常体重对于保持身体健
康非常重要。如何解决这一矛盾，也是目前全世界关注
的问题。国内外大量的研究证实，绝经后适量补充雌激
素可以改善脂质代谢紊乱的状态，通过促进蛋白质的合
成，降低血中甘油三酯、胆固醇及低密度脂蛋白的水
平，增加高密度脂蛋白的含量，调节脂肪的代谢和分布，
消除和减轻腹型肥胖，同时增加糖的代谢率，减轻体
重，有助于更年期女性摆脱"苹果形"身材的困扰，努
力恢复"梨形"身材。同时，雌激素也可以通过改善脂
代谢紊乱来保持动脉血管壁的韧性和管腔的通畅，发挥
保护心血管的功能。研究表明，绝经后女性补充雌激
素，心脑血管意外的发生风险可以减少约 50%。

但是，事物总是一分为二的。补充雌激素对于更年
期和绝经后女性有很多益处，但它不是灵丹妙药，也不
是留住青春的通行证，盲目服用也会带来不良反应。因

此，必须在医生的指导下规范使用，才可以使绝经激素治疗的益处最大化，风险最小化。同时，女性在更年期和绝经后应当养成健康的生活方式，平衡饮食，积极锻炼，控制体重，以积极乐观的情绪面对绝经和衰老，享受更年期，健康人生。

第二节　糖　代　谢

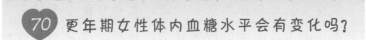

70 更年期女性体内血糖水平会有变化吗？

在更年期女性情绪化、易怒、焦虑等表面现象的背后，体内还会有其他变化吗？事实上，人的情绪改变确实会引起血糖的波动。对于糖尿病患者，情绪的变化更容易导致血糖控制不理想，当病情控制不好或出现并发症时，又会反过来影响情绪，从而使更年期症状更进一步加重。

更年期是女性的特殊时期，其引起血糖变化的原因主要有2个方面：一方面是绝经前后由于体内激素分泌紊乱引起的自主神经功能失调，激素水平和神经功能对血糖水平都会有一定影响，某些激素如肾上腺素就有升高血糖的作用；而交感神经兴奋时会抑制胰岛素的分泌，使血糖升高；迷走神经也可以直接刺激胰岛素分泌。当这些激素、神经功能紊乱时，会造成更年期女性的血糖忽高忽低。这种内分泌变化对于糖尿病患者的血糖影响更加明显，不但波动大，而且调控效果差。另一方面，更年期女性的情绪对血糖水平也有很大影响。此阶段很多女性会变得容易焦虑、疲劳、睡眠紊乱等。有些人甚至由于心理问题严重而导致食欲紊乱，难以控制食物的种类和数量等，这样就会使血糖更加容易出现问题。如果正值退休时期，对刚清闲下来的生活无所适从，心情异常低落、沮丧，这些负面情绪都会对血糖水平造成影响，时而高血糖、时而低血糖等问题都会主动找上门来。

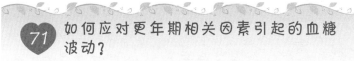

71 如何应对更年期相关因素引起的血糖波动？

更年期女性在应对更年期相关血糖波动时，要先学会控制自己的情绪，在急躁欲发怒之时，先深呼吸，让自己冷静，想到不良情绪对自己的身体伤害大，应该努力控制，稳定自我；同时争取家人和朋友的体谅，这一点也很重要，多与家人和朋友沟通，倾诉自己的内心感受，这是情绪不安时最好的宣泄。更年期女性要保持平和的心态，不要跟自己和他人较劲，不计较生活琐事，这样既有利于控制情绪，又会使生活变得更加和谐。只要心态平和，**体内激素水平、神经状态对血糖的影响就会减小**。更年期女性还可以参加一些公益活动或社会活动，如医院、社区举办的健康讲座及糖尿病一日教育活动等。另外，购物、散步、打太极拳、骑车、跳舞、慢跑、**游泳**等，都是适合更年期女性的运动，加上适当、合理的饮食调节，将更有利于血糖的稳定。

　　总之，更年期作为女性特殊的生理阶段，由于生理变化带来的内分泌紊乱及社会角色的转变都会引起情绪的变化，使得血糖的波动较大。但是合理的生活安排、适当的运动加上家人和朋友的帮助，可使波动的血糖平稳下来。如果血糖控制不理想，不要忘记及早咨询糖尿病医生，调整降糖药。

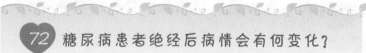

72　糖尿病患者绝经后病情会有何变化？

　　糖尿病是一组以糖代谢紊乱为主要表现的临床综合征，临床以慢性高血糖为主要特征。医学上，糖尿病是遵照美国糖尿病协会的标准来诊断的，即空腹血糖（fasting blood glucose，FBG）≥7.0 mmol/L，或口服糖耐量试验（oral glucose tolerance test，OGTT）2小时血糖≥11.1 mmol/L。这里空腹的定义是至少8小时无热量摄入。

糖尿病患者到了围绝经期，随着激素水平的变化，病情会有哪些变化？绝经后病情是否会进一步加重呢？

糖尿病患者在更年期控制血糖变得更加困难。第一，可以由于情绪变化导致血糖控制不理想；第二，激素水平、神经功能紊乱、代谢功能失调都会造成血糖忽高忽低。这些变化导致糖尿病患者的血糖波动更加明显，调控效果较差。

研究表明，绝经后随着卵巢功能的衰退，雌激素水平下降，引起胰岛素抵抗的风险增加，同时内脏脂肪的堆积使得代谢性综合征的发病风险增加，在绝经后 5 年内，中心性肥胖和血糖升高的危险最高，直到绝经后 14 年才会平稳。多项研究证实，雌激素水平下降有导致糖耐量异常的倾向。事实上，女性绝经后，2 型糖尿病的发病率及其并发症的发生率均明显增加。

糖尿病与性腺功能之间是相互影响的：一方面，糖代谢异常会影响下丘脑—垂体—性腺轴的功能，导致患者性激素分泌紊乱；另一方面，激素分泌异常会导致糖尿病的发病风险增加。更年期女性卵巢功能衰退，分泌雌激素减少，缺乏雌激素的负反馈，使得下丘脑和垂体的分泌活跃，必然导致肾上腺和卵巢分泌出更多的雄激素。实验证明，超过生理水平的雄激素可促进胰岛素抵抗，从而引起高胰岛素血症，而高胰岛素血症又可刺激卵巢分泌雄激素，后者直接作用于外周组织，促进了胰岛素抵抗，进而形成了胰岛素抵抗和雄激素增多的恶性循环，最终促进了糖尿病的发生与发展；女性绝经后，由于卵巢萎缩，体内雌激素水平显著降低，雌激素是胰岛素的刺激物，低水平的雌激素导致胰岛素分泌减少，也降低了对雄激素的拮抗作用，间接表现为高睾酮血症，加重了胰岛素抵抗，因此，也促进了糖尿病的发生与发展。

由此可见，绝经期女性由于其生理性雌激素水平降低及性腺轴反馈引起的一系列变化，不但明显增加了糖尿病的发病率，而且又导致了糖尿病患者的血糖难以控制。因此，绝经期糖尿病患者更需要及早咨询妇科医生，以便避免围绝经期出现血糖控制失调和同时伴发有严重的更年期症状，两者叠加大大降低了女性的生活质量。

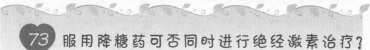

73 服用降糖药可否同时进行绝经激素治疗？

中国糖尿病及代谢综合征流行病学调查结果显示，当女性进入围绝经期后，由于激素水平变化，糖尿病的发病率明显提高。绝经期女性一旦发生糖尿病，既要面对潮热、出汗、失眠及烦躁、易怒、情绪波动等更年期症状，又要面对骨质疏松、冠心病及老年期痴呆发病率增加的危险。当需要补充雌激素时，作为一位患有糖尿病的更年期女性，必然会考虑自己是否能够进行绝经激素治疗？应用绝经激素治疗是否会影响血糖控制？两者之间有冲突吗？

医生的意见是，绝经后女性实行绝经激素治疗在缓解更年期症状、预防冠心病、防治骨质疏松等方面都有显著作用。以往一直把糖尿病列为绝经激素治疗的相对禁忌证。但随着对更年期绝经激素治疗的深入研究，发现生理剂量的雌激素可以提高绝经后女性胰岛素的敏感性，从而降低胰岛素抵抗，有利于血糖的控制。当雌激素水平异常升高或过度降低时，就会促进胰岛素抵抗的发生，进而促进糖尿病的发生与发展。

研究证实，补充雌激素不是糖尿病的禁忌证。在需要补充雌激素时，糖尿病女性与正常女性没有区别。更年期女性适当补充雌激素对更年期综合征、骨质疏松、心血管疾病的防治均有一定益处。新近又发现，补充雌激素还有助于糖尿病的预防和治疗。美国一项对 418 例女性的研究表明，未补充过雌激素的老年女性患 2 型糖尿病的人数比补充过雌激素者高 5 倍。另一项对 14 600 例 2 型糖尿病患者的对照研究发现，补充雌激素组女性的血糖水平低于未补充雌激素组。结果认为，雌激素可减轻胰岛素抵抗，改善人体处理葡萄糖的能力，从而降低血糖。另外，在绝经早期（60 岁以前）的女性中，补充雌激素能降低患心血管疾病的风险。糖尿病患者的一个严重且常见的并发症就是心脏病。因此，专家认为糖尿病患者比同龄女性更需要补充雌激素以保护心脏。

研究证实，更年期糖尿病患者应用绝经激素治疗能显著改善血糖，维持治疗 6 个月后，空腹血糖和糖化血红蛋白均明显下降，其原因在于雌激素、孕激素的补充抑制了脑垂体促性腺激素的分泌，对胰岛素的分泌起到一定的反馈作用，从而使胰岛素的分泌增加，并使组织对胰岛素的效应增强；另外，更年期雌激素、孕激素的补充增加了肝、肌肉和脂肪组织对葡萄糖的清除，提高了胰岛素的敏感性。

糖尿病患者长期口服磺脲类降糖药物易导致磺脲类药物失效，如果雌激素缺乏，血糖控制不佳，药物失效更明显。研究显示，对于患 2 型糖尿病的绝经女性，补充小剂量的雌激素，可发现其空腹血糖和餐后 2 小时血糖降低得更加明显。补充小剂量的雌激素后，女性体内性激素达到或接近正常生理水平，提高了胰岛素的敏感性，对血脂产生良性影响，同时还可以减轻绝经后女性阴道干燥、颜面潮红等更年期症状及预防心脏病、防治骨质疏松等。

当然，如果绝经后女性有补充雌激素的意愿，一定要在应用药物前咨询妇科医生，排除禁忌证，并由专科医生来判断是否适合应用。

第三节　骨 代 谢

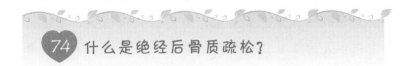

74 什么是绝经后骨质疏松？

人体的骨骼系统是由206块骨骼组成。这些骨骼以其不同的功能，按一定方式和力学结构，由关节、肌腱、韧带或骨缝相互连接成骨架，具有支持、保护、运动、造血功能。骨骼由有机物（主要为胶原蛋白）和无机物（主要为钙和磷）组成，因此，骨骼也是人体钙和磷的储存库，参与机体的钙、磷代谢和调节。组成人体的骨骼有皮质骨和松质骨2种结构，皮质骨（密质骨）是四肢长骨的主要组成部分；松质骨分布于长骨的干骺端和脊椎。骨骼与其他器官一样不断进行新陈代谢，不断进行由破骨细胞的骨吸收和成骨细胞形成新骨的代谢，维持骨骼与机体的平衡。幼年时的骨形成速度大于骨吸收，骨量不断增加，成年后的骨形成与骨吸收平衡，在30～35岁达到骨量峰值，之后随着年龄的增长，骨代谢失衡，骨吸收大于骨形成，骨量开始逐渐丢失。

骨质疏松是指骨量减少，骨质微结构退化，骨强度减低，骨的脆性增加，骨折危险度增加为特征的全身性骨骼疾病。骨质疏松分为原发性和继发性，原发性骨质疏松与机体退化有关，又分为绝经后骨质疏松和老年性骨质疏松，是老年人尤其是绝经后女性的常见病和多发病。骨质疏松达到一定程度就会出现全身骨痛，甚至骨折。骨质疏松性骨折预后差，复发的风险极大，严重威胁中老年人的心身健康和生活质量，并给社会和家庭带来巨大的经济和心理负担。继发性骨质疏松与一些疾病或药物的使用有关，疾病因素包括代谢和内分泌疾病、血液疾病、结缔组织疾病、肝胆疾病、成骨不全、红斑狼疮、类风湿关节炎等；营养因素包括维生素缺乏、蛋白质缺乏、微量元素缺乏、胃肠功能下降等；药物因素包括糖皮质激素、肝素、抗惊厥药、抗癫痫药、免疫抑制药等；失用性因素包括长期卧床、瘫痪、骨折后制动等。

75 绝经后骨质疏松有哪些表现及危害？

骨质疏松在早期可能无特殊症状和表现，往往不引起人们的关注和重视，如果不检查骨量就不易发现骨质疏松，最终结果是骨折，一旦发生骨折，预后很差。骨

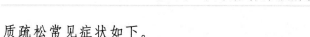

质疏松常见症状如下。

（1）疼痛：表现为下肢负重关节疼痛，以膝关节最常见，还可以表现为腰背部或全身性骨疼痛。约有60％的骨质疏松患者存在不同程度的骨痛，这种疼痛一般由轻度到重度，间歇性加重，加重的疼痛可持续几天或几周。在活动时，如走路、站立、咳嗽等，出现疼痛加重。

（2）身高变矮，驼背畸形：女性在65岁时可比自身最高的身高缩短4 cm以上，75岁时可缩短9 cm以上。驼背的特点是呈弧形，从侧面看像背后凸起的大"C"形，这多与脊柱压缩性骨折有关，这种驼背可进行性加重。

（3）骨折：骨折在骨质疏松患者中的发生率为20％。随着年龄的增长，除骨量减少外，平衡、协调功能减退，听觉、视觉功能衰退，对外界的反应能力降低，肌肉骨骼系统对躯体的保护功能下降，使受伤概率明显升高。骨质疏松性骨折预后差，约有1/4的患者丧失生活能力，髋骨骨折后1年内的死亡率大于20％，终身残疾为50％。这给患者、家庭及社会带来沉重的负担和压力。骨折的常见部位为胸腰部，其次是持重用力的部位，如下肢和骨盆。

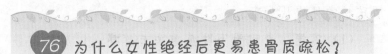

76 为什么女性绝经后更易患骨质疏松？

　　人的一生中骨量不断变化，30 岁左右达到峰值，与年龄相关的生理性骨量丢失开始于 35 岁，平均每年的骨量丢失为全身骨量的 0.3%～0.5%。女性绝经后由于卵巢功能衰退，雌激素水平下降，骨量丢失加速，以松质骨更明显。在绝经 5 年内，每年骨量的丢失为全身骨量的 4%～8%，皮质骨每年丢失 2%～3%，这个时期称为快失骨期。5～10 年后骨量丢失速度减慢，恢复到绝经前的速度。女性一生中皮质骨丢失 35%～40%，松质骨丢失 55%～60%。男性的峰值骨量明显高于女性，快失骨期不明显，其一生的骨量丢失仅为女性的 2/3，因此，女性骨质疏松的发病率明显高于男性。此外，中老年女性户外活动减少，日照时间减少，体内维生素 D 生成减少，肠道钙吸收下降，尿钙的排泄增加，这些不利因素是女性绝经后骨质疏松及骨折的发生明显较绝经前增加的原因。

　　绝经后雌激素水平下降是如何引起骨质疏松的病因及机制尚不完全清楚，已经确定的是雌激素是通过多种途径发挥作用的，雌激素具有促进降钙素分泌、抑制破骨细胞的作用，并对抗甲状旁腺素的骨吸收作用。当雌激素缺乏时，破骨细胞相对活跃，骨吸收大于骨形成，加之甲状旁腺素和维生素 D 生成下降，对钙的吸收下降，钙的排出增加，使体内的钙呈负平衡，骨量丢失增加；雌激素还影响骨代谢的一些细胞因子，在骨细胞上发现有雌激素和雄激素受体的表达，这表明雌激素也可能直接作用于骨的代谢，因此，补充雌激素对绝经后骨质疏松的预防及治疗是有效的。

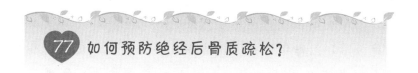

77 如何预防绝经后骨质疏松？

绝经后骨质疏松是由多种原因引起的综合结果，防治措施也应采取综合性措施，治疗的关键是预防。预防应从青少年期开始，注意合理搭配膳食，补充钙和维生素 D，适当地进行运动，尽量使骨峰值达到最大值。

（1）改变不良的生活方式：避免吸烟、酗酒、长期饮用咖啡因饮料，采用合理、平衡的膳食是预防骨质疏松不可缺少的环节。过度地吸烟和酗酒影响饮食的摄入量和钙的吸收。奶制品摄入量少也是不平衡饮食的表现。适当增加饮食中钙的摄入、减少饮食中草酸的含量，对于骨质疏松的预防有一定作用。

（2）合理地进行运动：适当的体育运动可增加肌肉

对骨组织的应力，可使骨量增加，持续的应力对骨组织的重建有一定作用。因此，在骨质疏松的综合治疗中，运动是一个重要的方法。运动的强度、种类、频率及持续时间应根据个人的身体情况、爱好而定。运动强度以患者能够耐受、不出现疲劳为准；频率和时间一般为每周3～4次，每次30～40分钟；种类包括散步、游泳、骑车等。对于长期卧床的患者，要预防失用性骨质疏松的发生，应采用被动运动的方式增加肌肉对骨骼的张力。

（3）定期检查，防患于未然：人到中年，尤其是女性绝经后，应每年进行一次骨密度检查。骨质疏松的高危人群及高危因素包括：骨质疏松症家族史；体型瘦小；膳食结构不合理；人工绝经和卵巢功能早衰，长期应用一些影响骨代谢的药物，如免疫抑制药、糖皮质激素等；工作性质相对静止，运动少等应重点预防，并早期发现问题及时治疗。

（4）骨质疏松的药物治疗：①足量钙与维生素D的补充是基础治疗，绝经后女性和老年人每日钙摄入推荐量为1000 mg，主要来自食物和钙制剂。膳食调查显示，我国老年人平均每日从食物中获钙约400 mg，每日应补充元素钙为500～600 mg。②维生素D具有防止钙流失和促进骨形成的作用，可增加肌力，改善神经肌肉的协调性，有效降低老年人的跌倒，每天的推荐量为 400～800 U。③抑制骨吸收的药物有雌激素、双膦酸盐类药物、降钙素、选择性雌激素受体调节药等。④促进骨形成药物有甲状旁腺激素。同时抑制骨吸收并促进骨形成的药物有锶盐、活性维生素 D 及其类似物、维生素 K_2。具体的治疗药物及方案应在医生的指导下应用。

第四节　盆底功能障碍性疾病

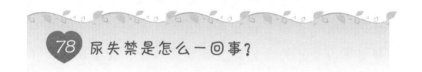

78 尿失禁是怎么一回事？

随着年龄的增长，很多女性都出现了"难言之隐"——尿失禁（漏尿）。坐着工作的时候不敢猛地站起身，开怀时不敢大笑，出门的时候总要先找好卫生间，更有甚者，每天都需要垫卫生巾才能出门。虽然尿失禁对健康的直接影响不重，但严重地影响了工作、生活、感情和性生活，有"社交癌"的称呼。根据美国医疗质量与医疗研究中心的调查，有 1300 万以上的美国人患有尿失禁，其中 85％是女性。女性的尿失禁究竟是怎么一回事呢？首先得从排尿的机制说起。

膀胱收集来自肾的尿液，是尿液的"仓库"。当膀胱中储存了足够多的尿液，就会使大脑产生尿意，人就知道该去卫生间了。等到准备好排尿的时候，尿道的肌肉松弛，尿道舒张，在膀胱肌肉的收缩作用下，尿液被"挤"出尿道。尿道的肌肉就是"门卫"，起到了控制排尿的功能。当膀胱内的压力过大，或是"门卫"不给力的时候，就会出现尿失禁。大多数情况下，漏出的尿液只会有几滴，不会造成太大的影响；如果漏出的量大，就会成为很大的困扰，也应该引起注意。

短期的尿失禁可能只是由于泌尿系统感染、药物的不良反应或心理压力造成的，稍微调整就可以痊愈。顽固性的尿失禁主要包括 2 类：压力性尿失禁和急迫性尿失禁。压力性尿失禁的典型症状是咳嗽、大笑时尿液不自主地流出。在咳嗽时，腹部的肌肉用力，导致膀胱内的压力骤然增加，人体通过条件反射，自然而然地收缩尿道的肌肉，阻挡喷涌而出的尿液。当女性的年龄增加，承托膀胱和尿道的肌肉逐渐失去了力量，导致膀胱和尿道离开了它们应在的位置，致使它们对尿液的控制大打折扣。这时尿道的肌肉无法阻挡尿液，就导致了压力性尿失禁。急迫性尿失禁的患者，会突然出现强烈的上厕所的冲动，结果在冲到厕所之前就尿了出来。这样的患者通常伴有尿频，经常起夜，每次去卫生间也只能排出不多的尿液。很多的女性常常合并 2 种尿失禁，严重影响了生活。那么，应该如何应对尿失禁呢？

对于症状轻微的患者，生活习惯的调整就能收到良好的效果，主要包括：①饮水习惯的改变，不要一次性喝大量的水，可以尝试少量分次饮水。少喝可乐、浓茶、咖啡。保持一个健康的体重，肥胖会增加尿失禁的发生风险。控制情绪，不要忘乎所以地大笑，在感冒或过敏时，垫好卫生巾。②进行膀胱练习，尽量增加自己"憋"尿的时间，控制自己的情绪，深呼吸，放慢呼吸的速度。③记录饮水排尿日记，每天记录饮水、排尿的时间和量，并标记有无尿急或是尿失禁的情况，这对医生的准确诊治很有帮助。如果尿失禁已经严重影响个人生活，应及时去医院的妇科就诊，医生会根据具体情况给予合适的治疗。

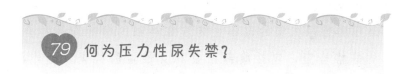

79 何为压力性尿失禁？

压力性尿失禁表现为咳嗽、行走、一般体力劳动时，或大笑、打喷嚏、跑步、搬重物时，或从坐姿、卧姿站起来时，就会有尿液不自主漏出的状况。急迫性尿失禁表现为当个人有强烈的尿意，还未到达厕所前，即有尿液不自主地流出，或当个人听到流水声时，或即使喝少量的液体，也会导致尿液的不自主地漏出。

尿失禁给患者生活造成了极大的不便。经常漏尿会使内裤有一种洗不去的难闻气味，更严重的有可能导致泌尿生殖系统感染。除此以外，由于外出不便，影响了社交和工作，长此以往对身体和心理是一种很大的伤害。夫妻关系也可能受到影响。据统计，大约每5位女性中就有1位患有不同程度的压力性尿失禁，而且随年龄的增长，发病率也增加，在60岁以上人群中可达50%～70%。但大多数患者因羞于启齿，或将其视为自然现象而没有寻求医疗帮助。

为什么女性容易发生尿失禁？因为女性尿道较男性尿道短；女性骨盆宽大，肌肉支持力弱；妊娠和分娩对盆底肌肉的损伤；中年以后雌激素水平下降，尿道周围结缔组织及肌肉都出现萎缩，这些因素都会导致女性尿失禁的发生。

压力性尿失禁的诊断主要依靠详细的病史询问和全面的体格检查，包括腹部检查和女性盆腔检查。此外，医生可能还需要女性接受某些特别的检查，以帮助诊断。例如，残余尿量测定、尿常规与尿培养检查、尿道压力测试、尿动力学检查等。

压力性尿失禁的治疗按病情程度（轻重）而不同，一般治疗原则如下：轻、中度压力性尿失禁首选盆底肌肉锻炼；重度压力性尿失禁在盆底肌肉锻炼治疗无效的情况下，可考虑手术治疗；药物治疗一般为短期治疗。

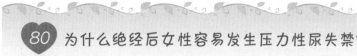

80 为什么绝经后女性容易发生压力性尿失禁？

张女士，51 岁，10 年前咳嗽、打喷嚏时有尿液的不自主流出，近 2 年症状明显加重，发展到走路快时、抬举上臂等活动时就有尿液流出，这使得性格活泼开朗的张女士非常痛苦，她不敢大笑，每天外出都需要使用卫生巾，还常常担心身上有异味，为此张女士情绪低落。

一般来讲，正常人是能够控制排尿的，如有尿液不自主的流出，就为尿失禁。尿失禁在老年女性中非常普遍，通常和老年化过程有关。尿道黏膜、尿道周围结缔组织、周围血管和平滑肌细胞是维持尿道压力的重要因素，由于雌激素的缺乏而引起这些部位的萎缩变化，将容易出现压力性尿失禁的症状。

81 为什么会一着急就尿裤子？

张奶奶今年 62 岁，近 2 周常有尿频、尿急等不适，常为了上厕所不得不中断家务，最让她尴尬的是，常常还没有跑到洗手间，就会因憋不住尿了裤子。张奶奶还经常夜不安寐，每天晚上需起来排尿 3～4 次，严重影响睡眠。根据她的临床表现，医生考虑她患有膀胱过度活动症。

膀胱过度活动症（overactive bladder，OAB）是排尿功能障碍常见的临床表现之一。2001 年 9 月，国际尿控学会（International Continence Society，ICS）将OAB 定义为尿急、尿频和急迫性尿失禁等临床症状构成的综合征。中华医学会泌尿外科学分会尿控学组制定的《膀胱过度活动症临床诊治指南》定义 OAB 是一种以尿急症状为特征的综合征，常伴有尿频和夜尿，可伴或不伴有急迫性尿失禁。尿急是指一种突发、强烈的排尿欲望，且很难被主观抑制而延迟排尿。尿频指患者自觉每天排尿次数过于频繁。在主观感觉上，成人排尿次数达到白天≥8 次，夜间≥2 次，每次尿量＜200 ml 时考虑为尿频。急迫性尿失禁是指与尿急相伴随或尿急后立即出现的尿失禁现象。OAB 的发病率随年龄增长而升高，在 65 岁以上的女性中更常见。

82 急迫性尿失禁如何治疗？

急迫性尿失禁是膀胱过度活动症（OAB）的症状之一，治疗原则主要包括行为和药物联合治疗，联合治疗的疗效要优于单一治疗。如果保守治疗失败，可考虑采用神经调节（包括骶神经）和手术治疗。

行为治疗又称为膀胱锻炼、习惯锻炼、膀胱训练和膀胱再教育。方法是白天多饮水，尽量忍尿，延长排尿的间隔时间。入夜后不再饮水，勿饮用刺激性、兴奋性饮料，夜间可适量服用镇静催眠药，使能安静入睡。在行为治疗项目中，患者应填写排尿日记并参照上周的日记预设闹钟间隔时间，由铃声界定排尿时间。

感觉性尿急患者行为治疗的目的在于脱敏，逐渐地、有目标地增加排尿间隔，直到患者仅在正常膀胱充盈容量时才感觉膀胱胀满，方案要求患者每日记排尿日记，并维持设定的排尿间隔，每周需延长间隔时间。在行为治疗的同时辅助盆底肌锻炼也可降低逼尿肌的敏感性，敏感性降低后常并存的协调失常也会降低。有文献报道，单纯的膀胱训练可使 60% 的感觉性尿急患者治愈，同时坚持盆底肌锻炼，有效性可增加至 88%。

其他治疗包括盆底肌锻炼、生物反馈治疗、功能性电刺激治疗。

药物治疗是 OAB 最重要和最基本的治疗手段。一线用药主要包括非选择性 M 受体拮抗药——托特罗定和奥昔布宁，以及选择性 M_3 受体拮抗药——索利那新等。对于老年女性，急迫性尿失禁和（或）膀胱过度活动症的治疗还应联合局部应用雌激素。

83 为什么人老了容易发生子宫脱垂？

子宫脱垂是子宫从正常位置沿阴道下降，子宫颈外口达坐骨棘水平以下，甚至子宫全部脱出于阴道口以外。子宫脱垂常伴有阴道前壁和后壁脱垂。因阴道前壁与尿道、膀胱相邻，阴道后壁与直肠相邻，故子宫脱垂常可伴膀胱、尿道和直肠膨出。

从病因学的角度来讲，子宫脱垂主要见于6类人群。

第一类是妊娠后女性，尤其伴分娩损伤时。一般情况下，骨盆底的肌肉和韧带等结构和组织能支撑和固定盆腔内脏器，使之处于正常位置。女性正常分娩时，胎儿从产道娩出，就好像一辆汽车从一个不宽敞的门驶出。由于肌肉和组织的协调，门的大小在一定范围内可以控制，并使汽车得以顺利通过。尽管有时候胎儿已经正常娩出，但对于盆底组织的牵拉会对其造成损伤，在腹压升高时，子宫脱垂成为可能。尤其当遇到难产、滞产、经阴道手术助产或第二产程延长、多胎妊娠、多次分娩等，均会增加子宫脱垂的发生风险。而在分娩后未恢复好，即过早下地活动，尤其是从事重体力劳动者，也会增加子宫脱垂的发生风险。

第二类是绝经期后女性。由于绝经后卵巢功能衰退，雌激素分泌不足，使筋膜等支撑结构发生退行性改变，变得薄弱、松弛甚至萎缩，加之年岁已高，组织出现衰老性改变，可使盆底结构变得薄弱，使盆腔器官如子宫等较易发生脱垂。

第三类是存在先天发育异常的人群。这就好比大门在一开始建造时就是豆腐渣工程，关不紧，里面的东西自然就容易脱出。这类患者往往并未生育就出现子宫脱垂的症状，常常由于不能耐受一般体力劳动或抵抗腹压升高（咳嗽、排便、搬运重物等）而出现子宫脱垂。

第四类是从事体力劳动，长期站立或负重，长期慢性咳嗽、便秘或排便费力，或长期蹲位劳动及使用腹带等高腹压人群。高腹压与其说是病因，不如说是一种诱发因素。当大门已经出现一些问题时，要是有人再给一脚，可能门异常敞开的情况就更容易出现了，腹压增高就是这临门一脚。

第五类是营养缺乏的人群。营养缺乏时，由于体力衰弱、肌肉松弛及盆腔内筋膜萎缩，也就是大门没有正常时那么结实，出现脱垂的概率也会随之提高。

第六类主要与患有腹腔内局部病变相关，如腹水挤压或巨大子宫肌瘤等。

总的来说，子宫脱垂是由于多种原因共同作用下产生的临床症状，与先天发育、生活习惯、工作性质、妊娠状态等因素相关，不能仅依靠其中任一个环节进行孤立评判。但当患者有以上高危因素时，医生就要对子宫脱垂的发生风险加以评估，并及早预防和治疗，改善和提高患者的生活质量。

84 子宫脱垂有什么症状？

子宫脱垂患者影响生活质量的临床表现有以下几个方面。

首先患者会觉得有肿块自阴道脱出，初起于腹压增加时，休息卧床后能自动回缩，脱垂严重时子宫及阴道前后壁完全脱出在阴道口外。患者可能出现腰骶部疼痛或下坠感，走路、负重、久蹲后症状加重，休息后可减轻。由于子宫及膀胱脱出，导致排尿困难、尿潴留，经常有残余尿，并有反复发作的尿路感染或压力性尿失禁。严重的脱垂患者由于膀胱长期不能排空，膀胱残余尿量多又导致尿液反流、输尿管积水及肾功能不全。除了排尿困难外，超过50%的患者会有尿频、尿急、尿急后漏尿。脱出的组织淤血、水肿、肥大，甚至无法还纳，长期暴露于阴道口外，糜烂、溃疡、感染、渗出脓性分泌物。还有的患者会出现排便困难、便秘。由于排便和排尿困难，长期使用腹内压，又加重了脱垂程度。

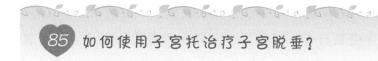

85 如何使用子宫托治疗子宫脱垂？

子宫脱垂患者的基本治疗包括增强体质、注意休息、保持排便通畅、避免增加腹压的体力劳动及治疗慢性咳嗽、腹泻、便秘等。非手术的子宫脱垂治疗主要是使用子宫托。

子宫托治疗子宫脱垂或阴道前后壁膨出是利用子宫托的支撑作用，使脱垂的子宫及阴道壁上升至阴道内，从而改善盆底组织血液循环，缓解病情。目前，国内常用的有硬塑料质的环形、喇叭花形、马鞍形子宫托及硅胶质的蘑菇头形子宫托。国外子宫托的材质大多是硅胶的，且种类繁多，各具特点。

（1）适合使用子宫托的患者：要求保留生育功能者，年老体弱不愿或不宜施行手术者，等待手术者尤其是合并有子宫颈溃疡者。

（2）不能使用子宫托的患者：对子宫托材料过敏；阴道溃疡，急性阴道和生殖道感染；不能定期到医院随访；阴道口过度萎缩，或阴道口松弛、阴道穹隆变浅或消失，因而不能卡住子宫托者；子宫颈过长或疑有癌变者；尿瘘、粪瘘者。

（3）使用子宫托的注意事项：上托者须经体格检查

和选配类型适当、大小合适的子宫托，见图2-1，不可随意到药店或医院购买。每天早晨放入，晚间取出，洗净。不方便取出者、老年人、不能做到每天放取者，可酌情2～4周放取1次。初放者应每隔1、3、6个月复查1

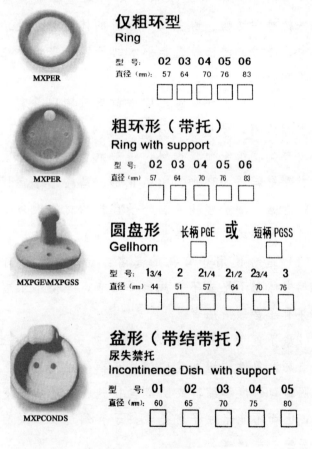

仅粗环型
Ring

型 号	02	03	04	05	06
直径（mm）	57	64	70	76	83
	□	□	□	□	□

MXPER

粗环形（带托）
Ring with support

型 号	02	03	04	05	06
直径（mm）	57	64	70	76	83
	□	□	□	□	□

MXPER

圆盘形　　长柄 PGE　**或**　短柄 PGSS
Gellhorn　　□　　　　　□

型 号	13/4	2	21/4	21/2	23/4	3
直径（mm）	44	51	57	64	70	76
	□	□	□	□	□	□

MXPGE\MXPGSS

盆形（带结带托）
尿失禁托
Incontinence Dish with support

型 号	01	02	03	04	05
直径（mm）	60	65	70	75	80
	□	□	□	□	□

MXPCONDS

图 2-1　子宫托类型

次，若无异常，每年复查 1 次。如果病情有改善，宜更换小一号的子宫托。放托前宜先排空膀胱，患者取蹲位或半坐卧位，具体方法应由医护人员指导，老年人常需要由医务人员或家属代为执行。白带多或有炎症时应予治疗后再放。

消毒处理：一般用肥皂、清水洗净，1∶5000 的高锰酸钾溶液浸泡 10 分钟。放托过久，未能及时取出而引起嵌顿者，应请医生协助取出。对于绝经后患者，建议阴道局部使用雌激素软膏，防止阴道擦伤和溃疡形成。

86 切除子宫后为何还会有肿物脱出？

女性盆底是由封闭骨盆下口的多层肌肉和筋膜组成，有尿道、阴道和直肠贯穿其中。盆底肌肉群、筋膜、韧带及其神经构成了复杂的盆底支持系统，其互相作用和支持，承托并保持子宫、膀胱和直肠等盆腔脏器在正常位置。

盆腔内容物并不止子宫一个，毗邻阴道口的还有阴道壁、直肠、膀胱等，当盆底正常结构发生改变后，就有可能出现盆腔内容物移位，即正常器官出现在异常的位置。

盆底支持结构受损主要与几个因素相关。首先是先天因素，部分女性先天盆底结构薄弱，在腹压异常增高的情况下，有正常脏器向薄弱区突出的可能；其次，经阴道分娩的女性会有盆底结构损伤的可能；最后，盆腔手术或创伤也会造成盆底结构异常、支持组织薄弱等情况，从而导致器官脱垂。

子宫切除术后女性会发生不同程度的阴道顶端脱垂，有时伴有膀胱和直肠膨出。大多数女性分娩时盆底组织和神经损伤会造成盆底支持组织的缺损，子宫切除术会进一步破坏阴道的支持组织，改变阴道的正常位置，而且术后雌激素水平降低也会导致盆底组织松弛，从而形成不同程度的阴道脱垂。表现为阴道肿物脱出、下腹坠胀感、尿失禁、排尿困难、便秘、性交困难、阴道糜烂出血等。

对于子宫脱垂的患者，在切除脱垂的子宫后，阴道仍会有脱出的可能。临床上对于子宫切除术后轻度的阴道前后壁、膀胱、直肠等膨出，无症状者可随访观察，对于有症状甚至影响生活质量者可以再次通过盆底修复手术进行治疗。

87 盆底松弛者怎样进行盆底肌锻炼？

盆底肌锻炼法也称 Kegel 锻炼法，于 1948 年首次由美国妇科医生 Kegel 提出，是以锻炼耻骨－尾骨肌为主的一种盆底康复方法。患者通过自主的、反复的盆底肌肉群的收缩和舒张，增强支持尿道、膀胱、子宫和直肠的盆底肌张力，增加尿道阻力，恢复松弛的盆底肌功能，从而达到预防和治疗女性尿失禁和生殖器官脱垂的目的。正确的方法首先是识别所要进行锻炼的盆底肌群，指导患者将示指和中指放置于阴道内，收缩肛门时，手指周围感觉到有压力包绕，即为正确的肌群收缩。也可在排尿时收缩盆底，使尿流终止，放松时继续排出，亦表示为正确的肌群收缩。在收缩盆底肌群的同时要尽量避免大腿、背部和腹部肌肉的收缩。方法为收缩肛门，每次 3～6 秒，然后放松，持续做 15～30 分钟，每日 3 遍，坚持 8 周为 1 个疗程。盆底肌锻炼方法简单，患者容易掌握，但效果有赖于动作是否正确和是否能长期坚持锻炼。有报道显示，该方法的有效率可达 77%。

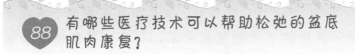

88 有哪些医疗技术可以帮助松弛的盆底肌肉康复？

可供选择的帮助盆底肌肉松弛康复的医疗技术包括非手术技术和手术。

（1）生物反馈技术：如果患者不能正确完成盆底肌锻炼法，生物反馈技术能帮助患者识别相应的肌肉群，从而完成盆底肌锻炼。该技术是一种正性加强方法，治疗时将传感器放于患者的腹部和阴道内，以监测盆底肌肉的收缩，传感器会辨认哪块肌肉在收缩，哪块肌肉在休息。指导患者进行自主的盆底肌肉训练以形成条件反射。

（2）电刺激治疗：电刺激治疗采用低压电流对盆底肌肉进行刺激，从而使相应的肌群收缩。电刺激治疗可在医院或家中进行，治疗一般持续 20 分钟，1～4 天重复 1 次。

（3）手术治疗：尿失禁手术治疗的方法包括各种尿道中段悬吊术、后尿道注射硬化剂、人工尿道括约肌置入术及尿道延长或折叠术等。特别值得一提的是，目前使用的微创方法治疗压力性尿失禁手术，即经阴道无张力性尿道中段悬吊术（tension-free vaginal tape，TVT），该手术仅在患者下腹部切 2 个 1 cm 的切口，从阴道内置入合成的悬吊带即可。该手术简单易行，对患者创伤小，恢复快，疗效好。盆底器官脱垂的手术治疗包括了腹腔镜手术和阴式手术，有时还需要使用合成材料。

附 录

附录一 绝经门诊的就医流程

1. 绝经激素治疗的规范诊疗流程 见附图 1-1。

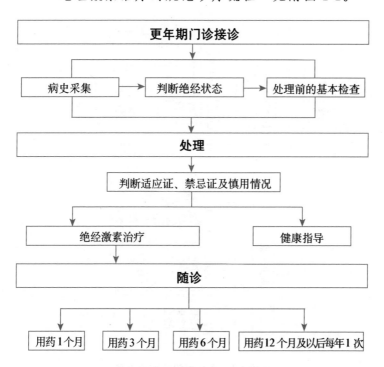

附图 1-1 绝经激素治疗的规范诊疗流程

2. 更年期门诊接诊流程 见附图 1-2。

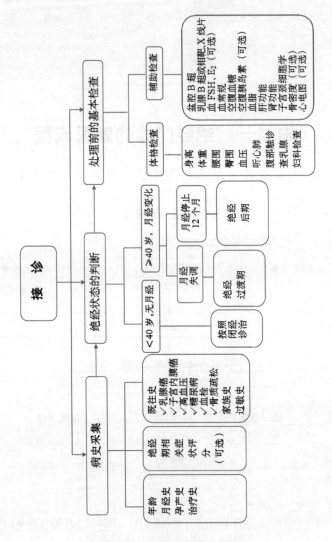

附图 1-2 更年期门诊接诊流程

注：FSH. 卵泡刺激素；E₂. 雌二醇

3. 启动绝经激素治疗流程　见附图1-3。

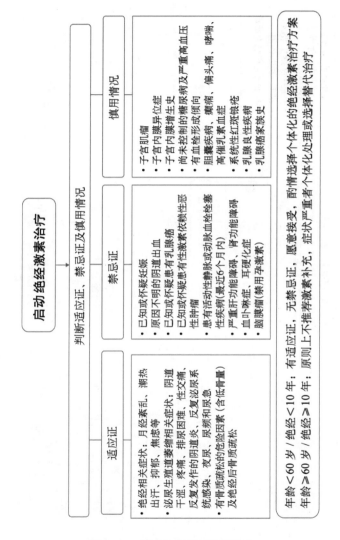

附图 1-3　启动绝经激素治疗流程

4. 更年期门诊健康策略　见附图 1-4。

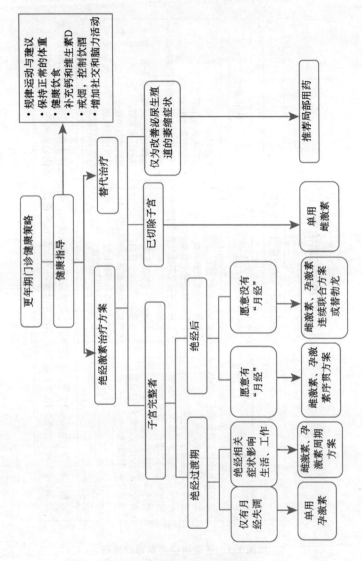

附图 1-4　更年期门诊健康策略

5. 绝经激素治疗的随诊流程　见附图 1-5。

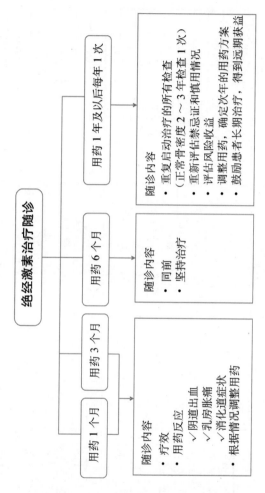

附图 1-5　绝经激素治疗的随诊流程

6. 女性绝经期自测表（改良 Kupperman 评分）见附表 1-1。

附表 1-1 女性绝经期自测表（改良 Kupperman 评分）

症状	程度评分				加权系数	得分*
分数	0	1	2	3		
潮热出汗	无	<3次/天	3~9次/天	>10次/天	4	
感觉异常	无	有时	常有冷、热、痛、麻等	经常而且严重	2	
失眠	无	有时	经常、用催眠药有效	影响工作生活	2	
情绪激动	无	有时	经常、能自控	经常、不能自控	2	
抑郁及疑心	无	有时	经常、能自控	失去生活信心	1	
眩晕	无	有时	经常、不影响生活	影响工作和生活	1	
疲乏	无	有时	上四楼困难	日常生活受限	1	
骨关节痛	无	有时	经常、不影响功能	功能障碍	1	
头痛	无	有时	经常、能忍受	需服药	1	
心悸	无	有时	经常、不影响工作	需治疗	1	
皮肤蚁走感	无	有时	经常、能忍受	需治疗	1	
泌尿系统感染	无	有时	>3次/年，能自愈	>3次/月，需治疗	2	
性生活状况	正常	性欲下降	性交痛	性欲丧失	2	
总分及评价	□正常		□轻度	□中度	□重度	

注：*.症状评分=加权系数×程度评分，总分>30为重度，16~30为中度，6~15为轻度，<6为正常。引自中华医学会妇产科学分会绝经学组.绝经相关激素补充治疗的规范诊疗流程.中华妇产科杂志，2013，48（2）：153

附录二 更年期保健的营养建议

一、更年期保健的营养食谱制定标准

1. 体重评价

（1）标准体重（kg）＝身高（cm）－105。

（2）判断现有体重是偏低还是超重：体重指数（BMI）＝体重（kg）/身高（m^2），见附表 2-1。

附表 2-1 BMI 评定标准（中国标准，kg/m^2）

等级	BMI 值
体重过低	＜18.4
正常值	18.5～23.9
超重	24.0～27.9
肥胖	≥28.0

2. 判断活动强度

（1）轻体力活动：以站立或少量走动为主的工作，如办公室人员等。

（2）中等体力活动：如教师、护士等。

（3）重体力活动：如职业舞蹈演员等。

3. 能量计算 根据体重情况和活动强度，确定相对

应的单位能量值，即为每日所需总热量。中年女性每日
能量供给量见附表 2-2。

附表 2-2　中年女性每日能量供给量（kcal/kg 理想体重）

体重	卧床休息	轻体力	中等体力	重体力
体重正常	15～20	30	35	40
超重或肥胖	15	20～25	25～30	30～35
体重过低	20～25	35	40	45～50

注：1kcal＝4.184kJ

4. 确定主食量　主食即富含碳水化合物的食物，如
大米、面粉、玉米等，是全天食物中热量的主要来源。
可根据每日所需总热量来指导主食的摄入量。热量与主
食量对应表见附表 2-3。

附表 2-3　热量与主食量对应表

每日所需热量（kcal）	每日建议主食量（g）
1200	约 150
1300	约 175
1400	约 200
1500	约 225
1600	约 250
1700	约 275
1800	约 300
1900	约 310
2000	约 325
2100	约 350
2200	约 375

5. 确定副食量　每日副食品种类与推荐摄入量见附表 2-4。

表附 2-4　每日副食品种类与推荐摄入量

副食品种类	推荐摄入量（g）
瘦肉	100～150
蛋类	1 个鸡蛋（以 1 周 3～5 个为好）
豆类及其制品	50～100
奶类及其制品	250
蔬菜	500
水果	200
油脂	＜20

6. 不同食物中营养素含量　不同食物中营养素的含量见附表 2-5 至附表 2-7。

附表 2-5　部分食物膳食纤维含量（g/100 g）

食物	膳食纤维	食物	膳食纤维	食物	膳食纤维
茯苓	80.9	竹荪（干）	46.4	八角	43.0
松蘑（干）	35.1	红菇	31.6	麸皮	31.3
花椒	28.7	紫菜（干）	21.6	蘑菇（干）	21.0
花茶	17.7	枸杞子	16.9	菊花	15.9
大豆	15.5	红茶	14.8	玉米（干）	14.4
白扁豆	13.4	燕麦	13.2	青豆	12.6
小麦	10.8	酸枣	10.6	黑豆	10.2
大麦	9.9	芝麻	9.8	核桃	9.5
开心果	8.2	杏仁	8.0	花生	7.7
赤小豆	7.7	黄花菜	7.7	杂芸豆	6.8
小扁豆	6.5	荞麦	6.5	绿豆	6.4
黄米	4.4	高粱米	4.3	红枣	3.1
黑枣	2.6	菠菜	1.7	雪里蕻	1.6

附表 2-6　部分食物胆固醇含量（mg/100 g）

食物	胆固醇	食物	胆固醇	食物	胆固醇
猪脑	3100	牛脑	2670	鸡蛋黄	1705
鹅蛋	704	鸡蛋	585	鹌鹑蛋	515
鳜鱼子	495	鲫鱼子	460	鸡肝	429
猪肾	405	牛肾	340	猪肝	288
螃蟹	235	黄油	195	对虾	193
奶油	168	猪舌	158	青虾	158
肥羊肉	148	肥牛肉	133	青鱼	108
鸡	106	填鸭	96	猪油	93
草鱼	86	墨鱼	76	海参	62
瘦羊肉	60	兔肉	59	瘦牛肉	58
羊奶	31	脱脂奶粉	28	牛奶	15

附表 2-7　维生素 A 含量丰富的食物（U/100 g）

食物	维生素 A	食物	维生素 A	食物	维生素 A
黄油	135	人奶	0～10	鲑鱼	154～550
干酪	12～15	小虾	500	牛肝	9～42
奶油	50	鱼肝油	800～30 000	小牛肝	0～15
蛋黄	150～400	鲅鱼	1100	羊肝	17～20
牛奶	0.3～0.4	沙丁鱼	1150～1570	大比目鱼	44

二、更年期女性全天营养食谱范例

更年期女性全天营养食谱范例见附表 2-8、附表 2-9。

附表 2-8　更年期女性全天营养食谱范例 1

餐次	食谱	食物及用量 (g)	热量 (kcal)	蛋白质 (g)	脂肪 (g)	碳水化合物 (g)	钙 (mg)	钠 (mg)	锌 (mg)	维生素 A (pg)	维生素 C (mg)
早餐	馒头	标准面粉 75	446.5	22.1	11.3	64.9	308.8	171.7	7.8	192.0	20.0
	牛奶	牛奶 200									
	炒鸡蛋	鸡蛋 50									
	拌冬瓜	冬瓜 100									
午餐	米饭	大米 150	794.0	27.2	19.6	133.3	435.5	154.9	3.6	30.8	28.0
	猪肉炒油菜	油菜 100									
		猪肉 35									
	炒豆腐	豆腐 50									
	腰果	腰果 20									
	橙子	橙子 100									

每日主要营养素摄入量

（续 表）

每日主要营养素摄入量

餐次	食谱	食物及用量(g)	热量(kcal)	蛋白质(g)	脂肪(g)	碳水化合物(g)	钙(mg)	钠(mg)	锌(mg)	维生素A(pg)	维生素C(mg)
	豆包	标准面粉 80									
		红豆 30									
晚餐	大米粥	大米 40	574.9	20.0	2.1	118.2	111.3	134.7	2.5	643.8	31.1
	糖醋藕片	藕 50									
	炒胡萝卜	胡萝卜 80									
全日调味品		植物油 18									
		盐 14	162.0	0	18.0	0	3.1	3518.0	0	15.7	0
		酱油 0									
一日合计			1977.4	69.3	51.0	316.4	858.7	3979.3	13.9	882.3	79.1
供给量标准			2100.0	70.0			800.0	5000.0	15.5	800.0	60.0

附表 2-9　更年期女性全天营养食谱范例 2

餐次	食谱	食物及用量 (g)	每日主要营养素摄入量								
			热量 (kcal)	蛋白质 (g)	脂肪 (g)	碳水化合物 (g)	钙 (mg)	钠 (mg)	锌 (mg)	维生素 A (pg)	维生素 C (mg)
早餐	面包	面包 75	521.5	21.7	14.7	75.7	425.0	387.3	8.9	136.5	10.3
	甜牛奶	牛奶 200									
		白糖 10									
	蒸蛋羹	鸡蛋 40									
	生番茄	番茄 50									
午餐	米饭	大米 150	708.7	21.8	10.8	130.3	134.7	26.8	3.9	64.7	61.4
	烧茄子	茄子 100									
		西红柿 30									
		猪肉 10									
	猪肉炒豌豆	豌豆 100									
		猪肉 20									
	猕猴桃	猕猴桃 50									

（续 表）

餐次	食谱	食物及用量(g)	每日主要营养素摄入量								
			热量(kcal)	蛋白质(g)	脂肪(g)	碳水化合物(g)	钙(mg)	钠(mg)	锌(mg)	维生素A(pg)	维生素C(mg)
	艾窝窝	艾窝窝 100									
	红枣小米粥	小米 30									
		红枣 5									
晚餐	煮花生	花生 20	561.1	24.4	11.4	102.8	225.2	182.6	1.7	704.5	23.6
	鸡肉炒柿子椒	柿子椒 100									
		鸡肉 20									
	紫菜鸡蛋汤	紫菜 25									
		鸡蛋 20									
		植物油 20									
全日调味品		盐 10	187.1	0.8	20.0	0.9	2.5	2918.6	0.1	17.4	0
		酱油 10									
一日合计			1978.4	68.7	56.9	309.7	787.4	3515.3	14.6	923.1	95.3
供给量标准			2100.0	70.0			800.0	5000.0	15.0	800.0	60.0

三、更年期女性食疗养生食谱

1. 百合拌蜂蜜

（1）配方：生百合 50g，蜂蜜适量。

（2）制法：将生百合与蜂蜜拌后煮熟，即可服用。

（3）服法：临睡前适量服之。

（4）适用人群：适用于心烦、失眠者。

2. 黑木耳红枣粥

（1）配方：红枣 20 枚，黑木耳 30 g，粳米 100 g，冰糖 150 g。

（2）制法：黑木耳水发后撕成小块，红枣沸水泡后去核切丁，加糖煮 20 分钟，黑木耳与粳米熬成粥，调入枣丁，加入冰糖，再煮 20 分钟即可。

（3）服法：佐早、晚餐食用。

（4）适用人群：适用于失眠多梦、眠浅易醒、头晕心慌、健忘者。

3. 花旗参炖水鸭

（1）配方：西洋参（花旗参）5 g，水鸭 120 g，生姜 1 片。

（2）制法：将水鸭去毛剖好切块略煮，西洋参洗净切片，加生姜，放入炖盅内加水 250 ml，隔水炖 2 小时即可。

（3）服法：每天饮用 2 次，每次 1 碗，早、晚各

1次。

（4）适用人群：适用于潮热、出汗、烦躁口渴、疲倦乏力者。

4. 灵芝炖乳鸽

（1）配方：灵芝3 g，乳鸽1只（重约200 g），盐、味精、姜、葱、黄酒各适量。

（2）制法：将乳鸽宰杀，除去毛和内脏，洗净，放入盅内，加水适量，再加入切成片的灵芝及各种调料，将盅放入锅内，隔水炖熟即可。

（3）服法：每周2～4次，每次200～300 ml。

（4）适用人群：适用于腰膝酸痛、四肢无力、头晕、腹胀者。

5. 海蜇荸荠莲子汤

（1）配方：海蜇100 g，荸荠60 g，莲子20 g，盐、味精各少许。

（2）制法：将海蜇切片，荸荠切成两半，与莲子一起放入锅中，加清水适量煮成汤，再加盐、味精即可。

（3）服法：用作主餐汤食。

（4）适用人群：适用于绝经期抑郁症。

6. 冰糖炖海参

（1）配方：水发海参50克，冰糖适量。

（2）制法：将海参放入锅中，加清水适量炖烂，加入冰糖再炖片刻即成。

（3）服法：早、晚空腹食用。

（4）适用人群：适用于绝经期肝肾不足引起的高血压。

附录三　更年期女性的中医药辅助治疗

中医学认为，女性绝经前后由于肾精渐虚、身体阴阳失调、脏腑功能紊乱、冲任二脉虚衰、胞宫失养而易患诸病。中医药主要从调理肾之阴阳平衡、通调冲任、荣养精气方面入手，临床辨证论治。

一、治疗更年期症状的常用中成药

具体用法见各药物说明书。

1. 坤泰胶囊　滋阴清热，安神除烦。用于更年期阴虚火旺引起的潮热面红、自汗盗汗、心烦不宁、失眠多梦、头晕耳鸣、腰膝酸软、手足心热。

2. 坤宝丸　滋补肝肾，镇静安神，养血通络。用于更年期肝肾阴虚引起的月经失调、潮热多汗、失眠健忘、心烦易怒、头晕耳鸣、咽干口渴、四肢酸楚、关节疼痛。

3. 更年安　滋阴潜阳，除烦安神。用于更年期出现的潮热汗出、眩晕耳鸣、烦躁失眠。

4. 大补阴丸　滋阴降火。适用于烘热汗出、潮热面红、眩晕耳鸣、心悸盗汗、腰背酸楚等以阴虚火旺为主者。

5. 乌鸡白凤丸　调经止带。适用于身体虚弱、腰背酸软、头晕耳鸣、精神恍惚、心悸乏力、心烦失眠、口唇色白等以气血不足为主者。

二、治疗更年期症状的方剂

以下治疗更年期症状的方剂可供参考，具体还需个案辨证论治。

1. 滋水清肝饮　出自高鼓峰《医宗己任编》。方药组成：熟地黄 10 g，山药 10 g，山茱萸 10 g，牡丹皮 10 g，茯苓 10 g，泽泻 10 g，白芍 10 g，栀子 10 g，酸枣仁 10 g，当归 10 g，柴胡 6 g。功能：滋肾养阴，清肝泄热。适用于眩晕耳鸣、腰背酸软、口干口苦、烦热盗汗、失眠健忘等以肝肾阴虚兼内热为主者。

2. 加味逍遥散　出自《内科摘要》。方药组成：当归 3 g，白芍 3 g，茯苓 3 g，炒白术 3 g，柴胡 3 g，牡丹皮 1.5 g，炒栀子 1.5 g，炙甘草 1.5 g。功能：养血和营，清肝健脾。适用于潮热盗汗、心烦失眠、情绪不宁等以肝郁血虚为主者。

附录四　更年期健康体检的常用项目

1. 常用项目

（1）一般检查：内科、外科、眼科、耳鼻喉科、身高、体重、血压。

（2）抽血检查：血常规、肝功能、肾功能、血脂、血糖、肿瘤标志物。

（3）尿常规、粪常规。

（4）心电图、胸部 X 线片。

（5）肝、胆、胰、脾、肾 B 超，乳腺 B 超或钼靶。

（6）妇科常用检查：子宫颈细胞学检查，妇科 B 超。

（7）更年期女性还可以根据情况选择血清 FSH、LH、雌激素检查或骨密度检测（双能 X 线吸收法）。

2. 大众关注的几个指标

（1）血脂：查体时常用的血脂检查项目有总胆固醇（total cholesterol，TC）、甘油三酯（triglyceride，TG）、高密度脂蛋白胆固醇（high density lipoprotein-cholesterol，HDL-C）、低密度脂蛋白胆固醇（low density lipoprotein-cholesterol，LDL-C）、载脂蛋白 A_1（$ApoA_1$）和载脂蛋白 B（ApoB）。

　　大众常说的"高血脂"，就是甘油三酯和低密度脂蛋白胆固醇（俗称"坏胆固醇)过高，尤其是后者，可以增加冠心病和动脉粥样硬化的发生风险。值得注意的是，高密度脂蛋白胆固醇（俗称"好胆固醇"）有助于脂肪的消化和吸收。很多人认为，人体的胆固醇正常值都是相同的，其实不然。查体标注的正常值是健康人胆固醇的标准。心血管危险因素越高的人群，其"坏胆固醇"水平必须控制得越低。所以最好到医生那里咨询自己属于哪类人群后再判断是否血脂正常。

　　（2）肿瘤标志物：是某些肿瘤细胞上存在或分泌、排到体液中的物质，可以为癌症的早期诊断提供依据。常见的肿瘤标志物与癌症的关系如下：甲胎蛋白（alpha-fetal protein，AFP）→原发性肝癌；癌胚抗原（carcinoembryonic antigen，CEA）→结/直肠癌；糖类抗原（carbohydrate antigen，CA125）→卵巢癌；CA15-3→乳腺癌；CA19-9→胰腺癌、胆囊癌、胆管壶腹癌；CA72-4→胃癌；HE4→卵巢癌。若在查体中发现肿瘤标志物偏高，应到医院就诊，由医生做出进一步的检查和诊断。

　　（3）FSH、LH、雌二醇：如果围绝经期 FSH＞10 U/L，提示卵巢储备功能下降；FSH＞40 U/L，E_2＜20 pg/ml（73 pmol/L）提示卵巢衰竭。

　　（4）骨密度：绝经后女性骨量迅速流失，骨密度检测有助于了解骨量，判断有无骨量减少或骨质疏松。

最好使用双能 X 线吸收法（dual energy X-ray absorptiometry，DEXA）测定椎体和股骨的骨密度。如果骨密度低于同性别、同种族健康成年人的骨峰值 1.0～2.5 个标准差，称为骨量减少；如果骨密度低于同性别、同种族健康成年人的骨峰值＞2.5 个标准差，称为骨质疏松（附表 4-1）。

附表 4-1　骨量与 T 值

骨量	T 值
正常	T≥－1
骨量低下	－2.5＜T＜－1
骨质疏松	T≤－2.5，或者有脆性骨折史
重度骨质疏松	T≤－2.5，合并一处或多处骨折

简单的骨密度筛查也可选用单光子吸收测定法（single-photon absorptiometry，SPA）、定量 CT（quantitative computed tomography，QCT）及超声波（ultrasonic wave，US）等。

附录五　常用中老年保健操

一、眼保健操

总要领歌：指甲短，手洁净。遵要求，神入静。穴位准，手法正。力适度，酸胀疼。合拍节，不乱行。前四节，闭眼睛。后两节，双目睁。眼红肿，操暂停。脸生疖，禁忌证。做眼操，贵在恒。走形式，难见功。

第一节：按揉攒竹穴（附图 5-1A）

用双手拇指螺纹面分别按在两侧穴位上，其余手指自然放松，指尖抵在前额上。随音乐口令有节奏地按揉穴位，每拍一圈，做 4 个 8 拍。

第二节：按压睛明穴（附图 5-1B）

用双手示指螺纹面分别按在两侧穴位上，其余手指自然放松、握起，呈空心拳状。随音乐口令有节奏地上下按压穴位，每拍一次，做 4 个 8 拍。

第三节：按揉四白穴（附图 5-1C）

用双手示指螺纹面分别按在两侧穴位上，拇指抵在下颌凹陷处，其余手指自然放松、握起，呈空心拳状。随音乐口令有节奏地按揉穴位，每拍一圈，做 4 个 8 拍。

第四节：按揉太阳穴、刮上眼眶（附图 5-1D）

用双手拇指的螺纹面分别按在两侧太阳穴上，其余手指自然放松、弯曲。伴随音乐口令，先用拇指按揉太阳穴，每拍一圈，揉四圈。然后，拇指不动，用双手示指的第二个关节内侧，稍加用力从眉头刮至眉梢，2 个节拍刮 1 次，连刮 2 次。如此交替，做 4 个 8 拍。

第五节：按揉风池穴（附图 5-1E）

用双手示指和中指的螺纹面分别按在两侧穴位上，其余三指自然放松。随音乐口令有节奏地按揉穴位，每拍一圈，做 4 个 8 拍。

第六节：揉捏耳垂、足趾抓地（附图 5-1F）

用双手拇指和示指的螺纹面捏住耳垂正中的眼穴，其余三指自然并拢、弯曲。伴随音乐口令，用拇指和示指有节奏地揉捏穴位，同时用双脚全部足趾做抓地运动，每拍一次，做 4 个 8 拍。

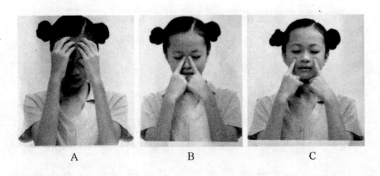

A   B   C

（续　图）

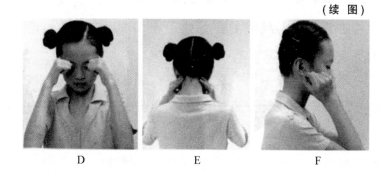

D	E	F

附图 5-1　眼保健操

注：A. 第一节；B. 第二节；C. 第三节；D. 第四节；E. 第五节；F. 第六节

二、健身气功八段锦

八段锦形成于 12 世纪，后在我国历代流传，形成许多练法和风格各具特色的流派，其动作简单易行，功效显著。古人把这套动作比喻为"锦"，意为动作舒展优美，如锦缎般优美、柔顺，又因为功法共为八段，每段一个动作，故名为"八段锦"。

八段锦的一整套动作都非常流畅柔和，在练习时会让人感到动静皆宜，且十分顺畅。练习"健身气功·八段锦"对中老年人的呼吸系统功能、上下肢力量、平衡能力、关节及神经系统灵活性有明显提高；可改善心血管功能状态，有利于缓解冠状动脉硬化、骨质疏松等疾病；在一定程度上可以提高细胞免疫功能，使机体的抗衰老能力增强，对延年益寿有良好作用；在改善心理健康方面也有良好效果。

起式：双脚并立，全身放松，两臂自然下垂，眼看前方。接着双脚微曲膝盖不超出脚尖，重心右移，向左迈出左脚与肩同宽，双脚伸直，双手内旋环抱于腹前，掌心向内，指尖相对，距离不超过 10cm，拇指不要翘起。同时双脚再次微曲。

第一式：双手托天理三焦

双手交叉于腹前，掌心向上，目视前方，接着吸气，双脚慢慢直立，双手在胸前翻掌，眼跟手走，双手举于头顶，低头双眼平视前方，两手打开，呼气，两臂分别从身体两侧下落于腹前，掌心向上，目视前方。同时双脚恢复到原来的微曲状态，重复动作 6 次。

第二式：左右开弓似射雕

重心右移，左脚左移，双臂交叉左手在前，膝关节缓慢伸直，双手向上交叉于胸前，目视前方，展臂拉弓，肘部抬平。两腿屈膝半蹲成马步，重心在中间，双眼目视左手示指指尖。重心右移，两手自然打开，右手向右划弧，双眼跟着右手动，左脚收回，两掌捧于腹前，掌心向上，目视前方。右式与左式相反。左、右式分别做 3 次。

第三式：调理脾胃须单举

两腿伸直，左手手心向内，指尖向上，从身前缓慢上举至头，同时吸气，翻掌于头顶，指尖向右。左手手心向下，指尖向前下按于髋旁，同时呼气，双手收回，屈膝。右式动作与左式相同，重复以上动作，左、右分别3次。

第四式：五劳七伤往后瞧

两膝伸直，双手下垂，掌心向后，目视前方，两臂外旋，掌心向外，头往左后方瞧，吸气，头部回正，呼气，同时两腿微屈，两臂内旋按于髋旁，指尖向前，目视前方。左、右动作分别重复3次。

第五式：摇头摆尾去心火

重心左移，右脚向右开步站立，同时双手向上举于头顶，掌心向上，指尖相对，目视前方，双腿成马步，同时两手打开从身体两侧下落反按于双腿上，重心右移，目视右脚背，右脚尖，右脚内侧，重心左移，看右脚后跟，头向后摇，重心在中间，目视前方。右式动作与左式相同，重复以上动作，左、右分别3次。

第六式：两手攀足固肾腰

双腿伸直，两臂向前、向上举起，掌心向前，目视前方，两掌下按于胸前，掌心向下，指尖相对，反穿双手从腰侧、腿侧到足背、足尖，抬头，抬手，手带动身体向上直立。重复上述动作6次。

第七式：攒拳怒目增气力

重心右移，左脚向左开步，两腿半蹲成马步，同时两掌握实拳，拇指在里，拳眼向上，用力向前出左拳，目视左拳，手指旋转打开，拇指向下，掌心向外，左臂外旋，掌心向上，收拇指，收四指握拳，拳眼向上，左手收回至腰侧。右式动作与左式动作相同，重复以上动作，左、右分别 3 次。

第八式：背后七颠百病消

双脚跟提起，吸气，目视前方，稍停，脚跟快速下落，呼气。重复动作 7 次。

收式：双掌内旋相叠于腹部，女性右手在内，男性左手在内。体态安详，周身放松，顺调呼吸，气沉丹田，心情愉悦。

视频网址：http://v. youku. com/v _ show/id _ XMjAzNTk3ODg=. html

带字幕版：http://v. youku. com/v _ show/id _ XMzQyNTE5MTY4. html

三、简便室内健身操

1. 梳头　首先直向梳刷，用木梳（别用塑料、金属制梳，最好是黄杨木梳，若无木梳，也可用手指代替）从前额经头顶部向后部梳刷，逐渐加快。梳时不要用力过猛，以防划破皮肤。接着斜向梳刷。先顺着头形梳，将头发梳顺，接着逆向梳，再顺着头形梳。

每分钟 20～30 下，每天 1 次，每次 3～5 分钟。这样可以刺激头皮神经末梢和头部经穴，通过神经和经络作用于大脑皮质，调节经络和神经系统，松弛头部神经，促进局部血液循环，达到消除疲劳、强身及促进头发生长的效果，对脑力劳动者尤为适宜。

2. 叩头　每天早晨或晚上睡前轻叩头部，以刺激头部穴位，能够调整人体的健康状况。全身直立，放松，双手握空拳举于头部，自然活动腕关节，用手指轻叩头部，先从前额向头顶部两侧叩击，然后再从头部两侧向头中央。次数视各人情况自定，一般 50 次左右为好。

3. 击掌　两手前平举，呈 90°角，两手五指伸直展开。然后用力击掌，越响越好。击掌主要是刺激两手上的相应穴位，一般在 20 次左右。

4. 浴手　浴手是保健按摩中的一种。取习惯体位，排除杂念，心静神凝，耳不旁听，目不远视，意守肚脐，两手合掌由慢到快搓热。

5. 搓耳　耳郭上有很多穴位。用两手示指、中指、无名指，前后搓擦耳郭，刺激分布在耳郭上的各个穴位。次数多少也是视各人情况而定，一般以 20 次左右为好。

四、起床健身操

1. 睡醒时，躺在床上做几分钟保健操

（1）用手指梳头1分钟：将手指张开，当成是梳子，然后从前额向后一次梳理。这样的动作能够有效唤醒脑部细胞，增加脑部血液的流通，对于预防心脑血管疾病具有极大益处，还可以养发、生发。

（2）轻揉耳郭1分钟：用双手手指沿着左、右耳郭，从前向后轻揉30次，从后向前轻揉30次，再上下轻揉30次，最后用双手轻拍左、右耳朵10次。耳朵上布满全身的穴位，这样做可使经络疏通，尤其对耳鸣、目眩、健忘等有防治之功效。

（3）转动眼睛1分钟：睁开眼睛，顺时针转动眼球30次，逆时针转动30次，上下转动30次，再左右转动30次。尽快从沉睡中醒来，尤其能锻炼眼肌，提神醒目。

（4）抚摩肚脐1分钟：首先将两手对搓至发热，然后交叉两手按摩肚脐。肚脐周围有很多穴位，按摩肚脐的神阙穴能防治脑卒中，按摩也具有提升和补气等功效。

（5）左右翻身1分钟：在床上轻轻翻身。活动脊柱大关节和腰部肌肉。

2. 坐起时，在床上做伸展运动

（1）伸懒腰：把枕头垫在背后，两手向后伸直并伸展身体，做伸懒腰的动作，然后自然双手上举、放平，并尽力向后扩展，接着反复深呼吸数次。

（2）扩胸腔：双手上举、扩展，可以使肋骨上拉、胸腔扩大，使膈肌活动加强，引发身体大部分肌肉收缩，从而加速血液循环，使血液迅速回流到全身，供给心脑系统足够的氧气和血液，以保持头脑清醒。深呼吸则可以激活肺细胞，促进肺泡工作。

3. 穿衣时，坐在床上做扩胸运动　首先将自己的左手从自己的肩部伸向后背，然后右手从底下拉住左手，胸部要挺起。饭后反向再做这样的动作，来回重复动作5次。

五、老年颈椎操

1. 翻天覆地　将头部向上仰起，尽自己最大的能力保持最高的位置，稍作停留，然后还原；接着再将头部弯曲看向地面，使得下颚紧靠在前胸，最后还原。

2. 哪吒探海　头颈伸向左前方，双目注视左前方，使颈部尽量保持伸长位置，停留片刻，然后还原；再使头颈伸向右前方，方法同前。

3. 犀牛望月　头颈向左后方尽力旋转，双目视左后上方天空，意想遥望月亮，停留片刻，然后还原；再使头颈转向右后方，方法同前。

4. 青龙饮水　将头颈向左右两侧平移转动，尽量将自己的下腭紧靠两侧肩部的中央位置。保持这个动作几秒，返回原位，接着再做同样的动作数次。

5. 放眼昆仑　自然站立，双脚略分开，与肩等宽，头颈向左转，双眼透过肩部注视左脚的昆仑穴（外踝的后侧），停留片刻，然后还原；再使头颈向右侧转动，方法同前。

6. 提肩缩颈　自然站立，双脚略分开，与肩等宽，双肩慢慢提起，颈部尽量往下缩，停留片刻后，双肩慢慢放下，头颈自然伸出；还原后再将双肩用力往下沉，头颈部向上拔伸，停留片刻后，双肩放松复原。

7. 与项争力　两手交叉置颈后，双手向前推颈部，头颈用力向后抵抗，头手相反用力，停留片刻，然后放松，进行下一个相同动作，最好连续完成 9 次。

8. 举头望明月，低头思故乡　将自己的头部抬到最大位置，切记动作一定要缓慢，根据自己的适应度来调整幅度，反复多做几次，能够有效地预防颈椎病的发生。

附录六　中国大陆部分地区更年期门诊名录

中国大陆部分地区更年期门诊名录见附表 6-1。

附表 6-1　中国大陆部分地区更年期门诊名录

地区	医院名称	地址	电话	出诊时间
安徽省	安徽省立医院	安徽省合肥市庐江路 17 号	0551 — 118114（预约挂号），0551 — 62283114（总机）	具体请致电咨询
	安徽医科大学第一附属医院	安徽省合肥市绩溪路 218 号	0551—62922114（查号台），0551—62922406（门诊），0551—62922018（医务处），0551—62922193（急诊）	具体请致电咨询
	安徽省妇幼保健院	安徽省合肥市桐城街益民街 15 号	0551—62649714	具体请致电咨询
	芜湖市妇幼保健院	安徽省芜湖市中和路 4 号	0553—3825232（办公室）	具体请致电咨询
	马鞍山市妇幼保健院	安徽省马鞍山市花山区佳山路 72 号	0555—2340333	具体请致电咨询
重庆市	陆军军医大学新桥医院	重庆市沙坪坝区新桥正街	023—68755000（总机），023—68755744（预约挂号）	具体请致电咨询

（续　表）

地区	医院名称	地址	电话	出诊时间
重庆市	重庆市医科大学附属第一医院	重庆袁家岗友谊路1号	023－118114（预约挂号），023－89012192（门诊挂号）	具体请致电咨询
	重庆医科大学附属第二医院	重庆市临江路76号	023－63693000（医院总机），023－63693138（询问处）	具体请致电咨询
	重庆市妇幼保健院	重庆市渝中区七星岗金汤街64号	023－63702844，023－63706054（咨询室）	具体请致电咨询
	陆军军医大学第一附属医院（重庆西南医院）	重庆市沙坪坝区高滩岩正街30号	023－68754000（总机）	具体请致电咨询
福建省	福建省妇幼保健院	福建省福州市道山路18号	0591－88310866（预约挂号），0591－87557800（导诊台）	具体请致电咨询
	厦门市妇幼保健院	福建省厦门市镇海路10号	0592－2662020（总机）	具体请致电咨询
	福建省立医院	福建省福州市东街134号	0591－87557768（总机），转8051（门诊部），转8059（导诊台）	具体请致电咨询
	福建医科大学附属协和医院	福建省福州市鼓楼区新权路29号	0591－83357896（总机）	具体请致电咨询
甘肃省	兰州大学第一医院	甘肃省兰州市东岗西路1号	0931－8625200（总机）转6801	具体请致电咨询
	兰州大学第二医院	甘肃省兰州市城关区萃英门82号	0931－8942262，0931－8942289	具体请致电咨询

（续　表）

地区	医院名称	地址	电话	出诊时间
甘肃省	甘肃省妇幼保健院	甘肃省兰州市七里河区七里河北街143号	0931－2338611	具体请致电咨询
	甘肃省人民医院	甘肃省兰州市东岗西路204号	0931－8281114,0931－8281763（门诊）	具体请致电咨询
	兰州市妇幼保健院	甘肃省兰州市城关区五泉西路74号	0931－8127368（办公室）	具体请致电咨询
	甘肃省康复中心医院	甘肃省兰州市团结新村19号	0931－8610843,0931－8614094	具体请致电咨询
广东省	中山大学孙逸仙纪念医院	广东省广州市沿江西路107号（本院）；广州市海珠区盈丰路33号（南院）	020－81332199（总机）,020－81332372（门诊咨询）,020－81332517（门诊办公室）	具体请致电咨询
	南方医科大学珠江医院	广东省广州市工业大道中253号	020－61643888（总机）,020－62782020（挂号咨询）	具体请致电咨询
	广州市妇女儿童医疗中心	广东省广州市金穗路9号	020－81886332	具体请致电咨询
	佛山市第一人民医院	广东省佛山市禅城区岭南大道北81号	0757－83833633（总机）,0757－83163155（咨询）	具体请致电咨询
	北京大学深圳医院	广东省深圳市福田莲花路1120号	0755－83923333（总机）	具体请致电咨询
	深圳市妇幼保健院	广东省深圳市罗湖区人民北路116号C	0755－82226227	具体请致电咨询

（续　表）

地区	医院名称	地址	电话	出诊时间
广东省	惠州市第一妇幼保健院	广东省惠州市河南岸演达四路5号	0752－7806333	具体请致电咨询
广西壮族自治区	广西医科大学附属第一医院	东院：广西壮族自治区南宁市双拥路6号；西院：广西壮族自治区南宁市大学西路32号	0771－5359339（东院咨询），0771－5353014（急诊），0771－5356563（办公室），0771－3277068（西院咨询）	具体请致电咨询
	广西壮族自治区妇幼保健院	广西壮族自治区南宁市新阳路225号	0771－3153941	具体请致电咨询
贵州省	贵州医科大学附属医院	贵州省贵阳市贵医街28号	0851－6855119	具体请致电咨询
	遵义医科大学附属医院	贵州省遵义市大连路149号	0852－8608999	具体请致电咨询
	贵州省人民医院	贵州省贵阳市中山东路83号	0851－5922979	具体请致电咨询
	贵州省妇幼保健院	贵州省贵阳市瑞金南路63号	0851－5965786	具体请致电咨询
海南省	海南省妇幼保健院	海南省海口市龙昆南路15号	0898－36689306，0898－36689211	具体请致电咨询
	海南医学院第一附属医院	海南省海口市龙华路31号	0898－66772248	具体请致电咨询
河北省	河北医科大学第二医院	河北省石家庄市和平西路215号	0311－87046901（总机），0311－66002999(咨询)	具体请致电咨询
	河北省人民医院	河北省石家庄市新华区和平西路348号	0311－85989696（总机）	具体请致电咨询
河南省	郑州大学第一附属医院	河南省郑州市二七区建设东路1号	0371－66913114（总机）	具体请致电咨询

（续　表）

地区	医院名称	地址	电话	出诊时间
河南省	洛阳市妇幼保健院	河南省洛阳市新区高铁龙门站对面	0379－63258363	具体请致电咨询
	郑州大学第二附属医院	河南省郑州市经八路2号	0371－63934118	具体请致电咨询
	郑州市妇幼保健院	河南省郑州市金水区金水路41号	0371－63883125	具体请致电咨询
	郑州大学第五附属医院	河南省郑州市二七区京广北路中段康复前街3号	0371－66902016	具体请致电咨询
黑龙江省	哈尔滨医科大学附属第一医院	黑龙江省哈尔滨市南岗区大直街199号	0451－85556000（总机），0451－85555555（预约）	具体请致电咨询
	哈尔滨医科大学附属第二医院	黑龙江省哈尔滨南岗区保健路148号	0451－86662961（总机），0451－86605612（门诊）	具体请致电咨询
	哈尔滨市妇幼保健院	黑龙江省哈尔滨市道里区中医街51号	0451－83151908	具体请致电咨询
	大庆油田总医院	黑龙江省大庆市萨尔图区中康街9号	0459－5994114（总机），0459－5805999（咨询）	具体请致电咨询
湖北省	华中科技大学同济医学院附属协和医院	湖北省武汉市解放大道1095号	027－83662688（总机），027－83663298（咨询）	具体请致电咨询
	华中科技大学同济医学院附属湖北省妇幼保健院	湖北省武汉市洪山区武路路745号	027－87884730（总值班室），027－87862877（咨询）	具体请致电咨询
	华中科技大学同济医学院附属同济医院	湖北省武汉市解放大道1095号	027－83662688（总机），027－83663298（咨询）	具体请致电咨询

（续 表）

地区	医院名称	地址	电话	出诊时间
湖北省	武汉大学中南医院	湖北省武汉市武昌区东湖路169号	027－67812888（总机），027－67813167（急救）	具体请致电咨询
	武汉大学人民医院（湖北省人民医院）	湖北省武汉市武昌区张之洞路（原紫阳路）99号解放路238号	027－88041911（总机），转 85314－85539（门诊导医）	具体请致电咨询
	三峡大学附属仁和医院	湖北省宜昌市夷陵大道410号	0717－6554877	周二、周五上午，周三全天
	宜昌市妇幼保健院	湖北省宜昌市伍家岗区夷陵大道148号	0717－6475207（院办），0717－6457120（妇产科咨询）	具体请致电咨询
	宜昌市中心人民医院	湖北省宜昌市伍家岗区夷陵大道183号	0717－6486947，0717－6483495（院办）	具体请致电咨询
	宜昌市第一人民医院	湖北省宜昌市解放路2号	0717－6222800（总机）	具体请致电咨询
	襄阳市中心医院	湖北省襄阳市襄城荆州街136号	0710－3523491（预约挂号）	具体请致电咨询
	襄阳市妇幼保健院	湖北省襄阳市檀溪路35号（襄城院区）湖北省襄阳市春园路12号（樊城院区）	0710－3513117（襄城区咨询），0710－3274170（樊城区咨询）	具体请致电咨询
	十堰市妇幼保健院	湖北省十堰市人民北路62号	0719－8663279（院办），13687212232（值班电话）	具体请致电咨询
	太和医院	湖北省十堰市人民南路32号	0719－8801880（患者咨询中心）	具体请致电咨询

（续　表）

地区	医院名称	地址	电话	出诊时间
湖北省	黄冈市中心医院	湖北省黄冈市考棚街 11 号	0713－8625054	具体请致电咨询
湖南省	中南大学湘雅医院	湖南省长沙市湘雅路 87 号	0731－84328888	具体请致电咨询
	中南大学湘雅二医院	湖南省长沙市人民中路 139 号	0731－85295666	具体请致电咨询
	湖南省妇幼保健院	湖南省长沙市湘春路 53 号	0731－84332201	具体请致电咨询
	长沙市妇幼保健院	湖南省长沙市城南东路 416 号	0731－84136959	具体请致电咨询
	衡阳市妇幼保健院	湖南省衡阳市解放路 89 号	0734－8223268	具体请致电咨询
	湘潭市中心医院	湖南省湘潭市雨湖区和平路 120 号	0731－58265025	具体请致电咨询
	浏阳市集里医院	湖南省长沙市浏阳市金沙北路 434 号	0731－83626977	具体请致电咨询
吉林省	长春市妇产医院	吉林省长春市南关区西五马路 555 号	0431－82903600（总机），0431－82903633（门诊），0431－82903600（咨询）	具体请致电咨询
	吉林大学白求恩第一医院	吉林省长春市新民大街 71 号（总院），吉林省长春市吉林大路 3302 号（分院）	0431－88782222（总机），0431－85612345（院服务台），0431－88782120（急救），0431－84808114（分院）	具体请致电咨询
	吉林省妇幼保健院	吉林省长春市建政路 1051 号	0431－86100011（总机）	具体请致电咨询

（续　表）

地区	医院名称	地址	电话	出诊时间
江苏省	江苏省妇幼保健院	江苏省南京市江东北路 368 号	025－86211033（总机），025－86211033 转 8211、8112（专家门诊咨询电话）	具体请致电咨询
	东南大学附属中大医院	江苏省南京市鼓楼区丁家桥 87 号	025－83272114，025－83272173（妇科更年期门诊），025－83272420（生殖内分泌门诊）	周一、周三、周四全天
	南京市妇幼保健院	江苏省南京市莫愁路天妃巷 123 号	025－52226777（总机）	具体请致电咨询
	无锡市妇幼保健院	江苏省无锡市槐树巷 48 号	0510－82725161（总机），0510－82713324（咨询）	具体请致电咨询
	苏州市立医院	江苏省苏州市沧浪区道前街 26 号	0512－69009090（总机）	具体请致电咨询
	苏州大学附属第一医院	江苏省苏州市十梓街 188 号	0512－65223637（总机）	具体请致电咨询
	常州市妇幼保健院	江苏省常州市博爱路 16 号	0519－88108181（总机）	具体请致电咨询
	镇江市妇幼保健院	江苏省镇江市正东路 20 号	0511－84425601（总值班），0511－84448272（服务台）	具体请致电咨询
	扬州市妇幼保健院	江苏省扬州市广陵区国庆路 395 号	0514－87361181（服务台）	具体请致电咨询
	南通市妇幼保健院	江苏省南通市青年西路 158 号	0513－59008001（院办公室）	具体请致电咨询
	泰州妇产医院	江苏省泰州市海陵区东风南路 568 号	400－069－1616	具体请致电咨询

（续　表）

地区	医院名称	地址	电话	出诊时间
江苏省	徐州市妇幼保健院	江苏省徐州市和平路 46 号	0516－83909191（门诊预约）	具体请致电咨询
	连云港市妇幼保健院	江苏省连云港市新浦区苍梧路 10 号	0518－85820018（咨询预约）	具体请致电咨询
京津地区	北京协和医院	北京市东城区东单帅府园 1 号（东院）,北京市西城区大木仓胡同 41 号（西院）	010－69156114（总机）,010－69155564(东院咨询台),010－69158010(西院咨询台)	具体请致电咨询
	首都医科大学附属北京妇产医院	北京市朝阳区姚家园路 251 号	010－52276666,转3304	周一至五
	北京大学人民医院	北京市西城区西直门南大街 11 号（新院）,西城区阜内大街 133 号（老院）	010－88326666(新院总机),010－66583666（老院总机）	周一、周二全天,周三下午,周四全天,周五上午
	北京医院	北京市东城区东单大华路 1 号	010－85133232(预约挂号),010－65282171（医疗热线）	具体请致电咨询
	北京大学第一医院	北京市西城区西安门大街 1 号	010－83572211(总机)	具体请致电咨询
	北京大学第三医院	北京市海淀区花园北路 49 号	010－82266699(总机)	具体请致电咨询
	解放军总医院第三医学中心	北京市海淀区永定路 69 号	010 － 57976114/57976688（总机）,010－57976508(挂号咨询)	具体请致电咨询

（续　表）

地区	医院名称	地址	电话	出诊时间
京津地区	天津市中心妇产科医院	天津市南开区南开三马路 156 号	022－58287742（导诊台）,022－58287388(咨询)	具体请致电咨询
	武警特色医学中心	天津市河东区成林道 220 号	022－60578114(查号台)	具体请致电咨询
辽宁省	中国医科大学附属盛京医院	辽宁省沈阳市和平区三好街 36 号（南湖院区）;铁西区滑翔路 39 号（滑翔院区）	024－96615(总机)	具体请致电咨询
	辽宁省妇幼保健院	辽宁省沈阳市和平区沙阳路 240 号	024－23391486	具体请致电咨询
	北部战区总医院和平分院	辽宁省沈阳市和平区光荣街 5 号	024－23866428(总机)	具体请致电咨询
内蒙古自治区	内蒙古自治区妇幼保健院	内蒙古自治区呼和浩特市公园东路 6 号	0471－6691045	具体请致电咨询
宁夏回族自治区	宁夏医科大学总医院	宁夏回族自治区银川市金凤区宁安东巷 1 号	0951－6744457	具体请致电咨询
	宁夏妇幼保健院	宁夏回族自治区银川市兴庆区文化东街 174 号	0951－6025593	具体请致电咨询
青海省	青海红十字医院	青海省西宁市城中区南大街 55 号	0971－8247545	具体请致电咨询
	青海省人民医院	青海省西宁市城东区共和路 2 号	0971－8177911	具体请致电咨询

（续 表）

地区	医院名称	地址	电话	出诊时间
山东省	山东省立医院	山东省济南市经五纬七路 324 号（总院）；山东省济南市历下区奥体中路 9677 号（东院）	0531－96717120/58675120（预约），0531－68777114，0531－87938911（总机）	具体请致电咨询
	山东大学齐鲁医院	山东省济南市文化西路 107 号	0531－82169114（总机），0531－82169305（急救）	具体请致电咨询
	青岛大学附属医院	山东省青岛市江苏路 16 号（总院）	0532－82911847（总院咨询），0532－82918181（黄岛咨询），0532－82913225（东部咨询），0532－82912729（市北院区），0532－82911219（挂号处）	具体请致电咨询
	青岛市市立医院（集团）	山东省青岛市胶州路 1 号（西院）；山东省青岛市东海中路 5 号（东院）	0532－82789159（西院导医），0532－88905062（东院导医）	具体请致电咨询
	山东大学附属山东省妇幼保健院	山东省济南市经十东路 238 号	0531－88550454（办公室），0531－85187266（健康热线）	具体请致电咨询
	烟台毓璜顶医院	山东省烟台市芝罘区毓东路 20 号	0535－6691999（总机）	具体请致电咨询
	淄博市妇幼保健院	山东省淄博市张店区杏园东路 11 号	0533－2182991（总机），0533－2157666（急诊）	具体请致电咨询

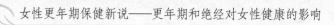

（续　表）

地区	医院名称	地址	电话	出诊时间
山西省	山西医科大学第一医院	山西省太原市解放南路 85 号	0351－4639114（总机）	具体请致电咨询
	太原市妇幼保健院	山西省太原市南内环街 122 号	0351－3317857	具体请致电咨询
陕西省	西安交通大学第一附属医院	陕西省西安市雁塔西路 277 号	029－85323338	具体请致电咨询
	西安市第四医院	陕西省西安市解放路 21 号	029－87480721	具体请致电咨询
	空军军医大学西京医院	陕西省西安市长乐西路 15 号	029－84775507	具体请致电咨询
	陕西省人民医院	陕西省西安市碑林区黄雁村友谊西路 256 号	029－85251331	具体请致电咨询
上海市	复旦大学附属妇产科医院（上海市红房子妇产科医院）	上海市黄浦区大林路 358 号（黄浦院区）；上海市杨浦区沈阳路 128 号（杨浦院区）	021－33189900（总机）	黄浦院区围绝经门诊：周一至周二下午，周四至周五下午 杨浦院区围绝经门诊：周三上午
	上海市上海市第一妇婴保健院	上海市静安区长乐路 536 号（西院）；上海市浦东新区高科西路 2699 号（东院）	021－54035206（总机）	具体请致电咨询

（续　表）

地区	医院名称	地址	电话	出诊时间
上海市	中国福利会国际和平妇幼保健院	上海市徐汇区衡山路 910 号	021－64070434	具体请致电咨询
	上海交通大学医学院附属瑞金医院	上海市嘉定区希望路 999 号（总院）；上海市黄浦区瑞金二路 197 号（北院）	021 － 67888999（总院）； 021 － 64370045（北院）	具体请致电咨询
	上海市第六人民医院	上海市徐汇区宜山路 600 号（总院）；上海市浦东新区南汇新城环湖西三路 222 号（东院）	021 － 64369181（总院）； 021 － 38297000（东院）	具体请致电咨询
	上海市第一人民医院	上海市虹口区海宁路 100 号	021－63240090	具体请致电咨询
	上海交通大学附属第一人民医院松江南院	上海市松江区新松江路 650 号	021－63240090	具体请致电咨询
	上海中医药大学附属曙光医院	上海市黄浦区普安路 185 号（西院）；上海市浦东新区张衡路 528 号（东院）	021 － 20256666（总机）	具体请致电咨询
	上海长海医院	上海市杨浦区长海路 168 号	021－31166666	具体请致电咨询
	上海市长宁区妇幼保健院	上海市武夷路 773 号	021－62288686	具体请致电咨询
	上海中医药大学附属龙华医院	上海市徐汇区宛平南路 725 号	021－64385700	具体请致电咨询
	上海中医药大学附属岳阳中西医结合医院	上海市虹口区甘河路 110 号	021－65161782	具体请致电咨询

（续　表）

地区	医院名称	地址	电话	出诊时间
四川省	四川大学华西第二医院	四川省成都市人民南路三段 20 号	028－85503740	具体请致电咨询
	四川省人民医院	四川省成都市一环路西三段 32 号	028－87773730	具体请致电咨询
	成都市妇女儿童中心医院	四川省成都市日月大道 1617 号	028－61866065	具体请致电咨询
	四川省妇幼保健院	四川省成都市金牛区抚琴路 338 号	028－87716346	具体请致电咨询
	成都市锦江区妇幼保健院	四川省成都市三官堂街 3 号	028－66250782	具体请致电咨询
	成都市仁济医院	四川省成都市东城下街 24 号	028－86633230	具体请致电咨询
	攀枝花市妇幼保健院	四川省攀枝花市炳草岗大街 305 号	0812－3333630	具体请致电咨询
	自贡市妇幼保健院	四川省自贡大安区大黄桶路 49 号	0813－2309103	具体请致电咨询
西藏自治区	西藏自治区人民医院	西藏自治区拉萨市林廓北路 18 号	0891－6371928（门诊部）	具体请致电咨询
新疆维吾尔自治区	乌鲁木齐市妇幼保健院	新疆维吾尔自治区乌鲁木齐市解放南路 344 号	0991－8554005	具体请致电咨询
	新疆医科大学第一附属医院	新疆维吾尔自治区乌鲁木齐市鲤鱼山南路 137 号	0991－4362974（预约挂号）	具体请致电咨询
	石河子大学医学院第一附属医院	新疆维吾尔自治区石河子市北二路 107 号	0993－2858573	具体请致电咨询
云南省	云南省第二人民医院	云南省昆明市青年路 176 号	0871－65156650（总机）	具体请致电咨询

（续　表）

地区	医院名称	地址	电话	出诊时间
云南省	昆明医科大学第二附属医院	云南省昆明市西山区麻园1号	0871－65351281（总机）	具体请致电咨询
	昆明市妇幼保健院	云南省昆明市华山西路口5号	0871－63610265（导医台）	具体请致电咨询
	昆明市延安医院	云南省昆明市人民东路245号	0871－63211101（预约挂号）	具体请致电咨询
	昭通市第一人民医院	云南省昭通市昭阳区医卫路35号	0870－2152283（医务科）	具体请致电咨询
浙江省	浙江大学医学院附属妇产科医院	浙江省杭州市学士路1号	0571－87087730（预约），0571－87061501（总机）	具体请致电咨询
	杭州市第一人民医院	浙江省杭州市浣纱路261号	0571－56005600（总机）	具体请致电咨询
	浙江省人民医院	浙江省杭州市上塘路158号（朝晖院区）；浙江省杭州市西湖区转塘双流642号（望江山院区）	0571－85893889（预约挂号），0571－87666666（朝晖院区）	具体请致电咨询
	浙江省立同德医院	浙江省杭州市西湖区古翠路234号	0571－89972000（总机）	具体请致电咨询
	温州医科大学附属第一医院	浙江省温州市府学巷2号（老院）；浙江省温州市瓯海区南白象温医一院新院区（新院）	0577－55578037（新院门诊部），0577－55579999（新院总机）	具体请致电咨询
	湖州市妇幼保健院	浙江省湖州市吴兴区东街2号	0572－2030008（咨询）	具体请致电咨询

（续　表）

地区	医院名称	地址	电话	出诊时间
浙江省	宁波市妇女儿童医院	浙江省宁波市海曙区柳汀街 339 号	0574－87083300（总机）	具体请致电咨询
	杭州市萧山区第一人民医院	浙江省杭州市萧山区城厢街道市心路 199 号	0571－83807999（总机）	具体请致电咨询 0
	杭州市余杭区妇幼保健院	浙江省杭州市余杭区人民大道 359 号	0571－86224052（值班室）	具体请致电咨询
	杭州市余杭区第一人民医院	浙江省杭州市临平迎宾路 369 号	0571－89369917	具体请致电咨询
	嘉兴市妇幼保健院	浙江省嘉兴市中环东路 2468 号	0573－83963131（总机），0573－82066132	具体请致电咨询
	桐乡市第一人民医院	浙江省嘉兴市桐乡市校场东路 1918 号	0573－88026601，0573－88023515	具体请致电咨询
	海盐县人民医院	浙江省嘉兴市海盐县朝阳东路 275 号	0573－86965916	具体请致电咨询
	温州市人民医院	浙江省温州市鹿城区仓后街 57 号	0577－88059166，0577－88883131	具体请致电咨询
	乐清市妇幼保健院	浙江省乐清市晨曦路 105 路	0577－62522028	具体请致电咨询
	台州市第一人民医院	浙江省台州市黄岩区横街 218 号	0576－84016757（咨询电话），0576－84120120（急诊）	具体请致电咨询
	温岭市妇幼保健院	浙江省温岭市城东街道下保路 102 号	0576－86168016	具体请致电咨询
	绍兴市妇幼保健院	浙江省绍兴市越城区东街 305 号	0575－85138222，0575－85206780，0575－85206766	具体请致电咨询

（续　表）

地区	医院名称	地址	电话	出诊时间
浙江省	金华市中心医院	浙江省金华市婺城区明月街 351 号	0579－82338512	具体请致电咨询
	衢州市妇幼保健院	浙江省衢州市柯城区蝴蝶路 147 号	0570－3023043	具体请致电咨询
	丽水市妇幼保健院	浙江省丽水市莲都区寿尔福路 7 号	0578－2154398（办公室）	具体请致电咨询
	丽水市人民医院	浙江省丽水市莲都区大众街 15 号	0578－2780025（门诊），0578－2120120（急救）	具体请致电咨询
	舟山市妇女儿童医院	浙江省舟山市定海区人民南路 30 号	0580－2065007（院办公室），0580－2065011（急救）	具体请致电咨询
	宁海县妇幼保健院	浙江省宁波市宁海县跃龙街道兴宁中路 51 号	0574－65583243	具体请致电咨询
	慈溪市妇幼保健院	浙江省慈溪市白沙路街道二灶潭路 1288 号	0574－63388670	具体请致电咨询

附录七　更年期相关医学网站和专业杂志

一、更年期学术网站

1. 中华医学会妇产科学分会绝经学组官方网站

http://www.menopause.org.cn/

2. 中国生殖内分泌网

http://www.creonline.cn/

3. 国际绝经学会

http://www.imsociety.org/

4. 北美绝经学会

http://www.menopause.org/

5. 欧洲男女更年期学会

http://www.emas-online.org/

6. 澳大利亚更年期学会

http://www.menopause.org.au/

二、专业杂志

1. 中华妇产科杂志

2. 中国实用妇科与产科杂志

3. 中国妇幼保健杂志

4. 中国实用妇产科杂志

5. 现代妇产科进展

6. *Climacteric*（中文版，内部发行）